AF317426

CH. REMY

L'ÉVALUATION
DES
INCAPACITÉS PERMANENTES
BASÉE SUR LA
PHYSIOLOGIE DES FONCTIONS OUVRIÈRES
DES DIVERSES PARTIES DU CORPS

L'ÉVALUATION

DES

INCAPACITÉS PERMANENTES

BASÉE SUR LA

PHYSIOLOGIE DES FONCTIONS OUVRIÈRES

DES

DIVERSES PARTIES DU CORPS

OUVRAGES DU MÊME AUTEUR

Traité des varices des membres inférieurs et de leur traitement, Paris, Vigot frères, 1901.

Les Rayons X et l'extraction des projectiles, Remy et Peugniez, Paris, Vigot frères, 1905.

Cours de chirurgie et de médecine légale des accidents du travail, Paris, 1902.

Les fractures méconnues du Rachis-Gibbosité de Kummel. (Recueil spécial des accidents du travail, 49, rue Richer.)

Cicatrisations vicieuses des blessures des doigts, ibid, 1903.

La hernie au point de vue de la loi de 1898, ibid, 1902-1903.

Écrasement du larynx par morsure de cheval. Remy et Lehman, *ibid*, 1905.

Les conséquences des fractures du poignet. Congrès des accidents du travail, Liège, 1905.

Le diagnostic des fractures du calcanéum, ibid, 1905.

L'ÉVALUATION

DES

INCAPACITÉS PERMANENTES

BASÉE SUR LA

PHYSIOLOGIE DES FONCTIONS OUVRIÈRES

DES DIVERSES PARTIES DU CORPS

PAR LE

D^r Ch. REMY

PROFESSEUR AGRÉGÉ

A LA FACULTÉ DE MÉDECINE DE PARIS

MEMBRE DE LA SOCIÉTÉ DE BIOLOGIE

CHIRURGIEN HONORAIRE DE LA MAISON DÉPARTEMENTALE DE LA SEINE

Avec 63 figures dans le texte.

PARIS

VIGOT FRÈRES, ÉDITEURS

23, PLACE DE L'ÉCOLE DE MÉDECINE

1906

PREMIÈRE PARTIE

CONDITIONS ET MOYENS D'ÉVALUATION OU D'INCAPACITÉ

I

Sur quel point doit porter l'évaluation d'incapacité.

A cette question, le texte de la loi fait une réponse formelle : c'est sur la diminution de la capacité de travail que le médecin doit se prononcer.

Cette évaluation est faite tantôt officieusement, par les médecins choisis par les parties, en vue des préliminaires d'un arrangement amiable, tantôt officiellement par les médecins experts sur les réquisitions des magistrats, quand le litige n'a pu être évité.

Il nous paraît indispensable, pour qu'on puisse conclure à une incapacité quelconque, qu'on se trouve en présence de la perte d'une des fonctions utiles au travail.

Si l'altération morbide produite par la blessure

porte sur des tissus ou bien sur des organes qui ne jouent aucun rôle dans l'œuvre industrielle, ses conséquences n'entraînent pas d'incapacité et ne sont pas, dès lors, sujettes à évaluation. Une oreille fendue, une joue balafrée, un nez écrasé, une cicatrice étendue sur le dos ou sur une certaine région des membres constituent des difformités et quelquefois des infirmités, mais ne diminuent pas la valeur industrielle de l'individu. Il en est de même des déformations de la face qui accompagnent les fractures des mâchoires, de l'os malaire, des bords de l'orbite. Quand ces lésions ne nuisent à la victime qu'au point de vue esthétique, si désobligeantes ou désagréables qu'elles soient, elles doivent être non avenues, au regard de la loi de 1898.

Il faut cependant faire au sujet de ces difformités quelques réserves tant à cause des troubles nutritifs que des difficultés de *reclassement* qu'elles peuvent produire.

S'il s'agit de parties du corps dont l'usage est d'une valeur indiscutable pour le travail, tels que : muscles, tendons, os, le changement de forme, d'aspect ou de direction, ou même la perte de substance, qui résultent des blessures ne tomberont sous l'application de la loi que s'il y a obstacle à la profession. C'est ainsi qu'on ne peut considérer comme amenant l'incapacité de travail les fractures des membres qui, malgré une certaine déformation, permettent l'accomplissement des fonctions ouvrières.

II

Pour évaluer l'incapacité il faut connaître les fonctions ouvrières normales.

Avant d'aborder l'exposition de nos procédés d'évaluation, nous devons rappeler qu'il existe déjà de nombreux travaux sur le sujet; que le Wiener Schema est une ressource précieuse; que le recueil des décisions du Reichs-Versicherungs-amt est un véritable trésor par le nombre et l'importance des cas qu'on y rencontre; que Blasius, Golebiewski, Becker, Bæhr, Thiem, Dittrich, Riedinger, etc., en Allemagne; Kaufmann, en Suisse; Rohmer, Georges Brouardel, Ollive et le Meignen, Forgue et Jeanbrau, Lesage et Mabire, Duchaufour, en France, ont accumulé des documents qui peuvent servir à l'évaluation.

A l'encontre de presque tous les autres, mon travail vise à débarrasser le médecin du souci de se mettre d'accord avec les décisions antérieures. Délivré des questions de jurisprudence où il pourrait errer, il s'appuiera sur des connaissances uniquement médicales qu'il connaît bien et qu'il peut seul connaître et ses conclusions deviendront indiscutables.

Nous savons qu'il est conforme à la loi que l'évaluation des suites d'une blessure au point de vue de la capacité du travail soit proportionnelle à la suppression des fonctions de la partie lésée.

C'est le moyen d'obtenir ce résultat que nous avons essayé d'établir sur des bases physiologiques.

Pour cela, nous avons recherché, dans diverses parties du corps, les fonctions plus spécialement nécessaires à l'ouvrier et résumé le résultat de nos recherches en un petit tableau de quelques lignes.

Quand une lésion quelconque a laissé des suites, nous interrogeons notre tableau et nous ne tardons pas à savoir le nombre des fonctions abolies et celui des fonctions conservées (Voir page 74).

Si la perte est de moitié, nous n'avons plus qu'à faire une division, en prenant le chiffre convenu de la valeur ouvrière de la région pour obtenir l'évaluation cherchée.

Supposons, par exemple, la perte de moitié des fonctions du membre supérieur. Si celui-ci vaut 75 0/0, l'incapacité permanente se chiffrera par 37,5 0/0.

La première partie de ce travail consistera donc à établir les fonctions ouvrières des diverses parties du corps (1).

Nous avons divisé très arbitrairement le corps du travailleur :

---

(1) Ebauché par un grand nombre d'auteurs, ce procédé physiologique n'a jamais été mis complètement en valeur, comme il le mérite.

1° Membre thoracique ou supérieur ;
2° Membre pelvien ou inférieur;
3° Tronc;
4° Cou ;
5° Tête.

Quelles sont les fonctions spéciales à l'accomplissement du travail ou fonctions ouvrières à l'état normal? C'est du jeu de leurs articulations, de leurs muscles, de leur système nerveux et de leurs organes des sens que les ouvriers tirent leurs principaux moyens d'actions dans l'accomplissement du labeur industriel.

Il semblerait donc, de prime abord, que l'on doive se limiter presque exclusivement à l'étude des fonctions nerveuses et locomotrices.

Mais on peut objecter qu'il n'y a pas une fonction du corps humain qui ne soit utile au travailleur et que, si les organes génitaux et les appareils, circulatoire, respiratoire et digestif, n'ont pas de valeur ouvrière proprement dite, ils servent néanmoins d'une façon indirecte à l'exercice des professions en entretenant la santé générale dont dépend l'activité du système nerveux et des muscles.

Il est donc indispensable d'étudier simultanément les effets d'une lésion anatomique accidentelle donnée sur les fonctions ouvrières proprement dites et sur les fonctions chargées d'entretenir l'existence des fonctions vitales.

III

Limites de l'évaluation médicale.

Par les procédés indiqués plus haut nous pouvons calculer le chiffre d'incapacité de travail en général.

Mais cette évaluation, nous l'avons bien dit, présente un caractère général, elle n'est valable que pour le travail d'une manière générale qu'on désigne en Allemagne du nom d'Arbeitsfæhigkeit.

On m'excusera d'insister sur ce point, car il précise le but de mon travail. Cette capacité est celle qui est commune à tous les hommes et résulte de l'emploi normal ou physiologique de leurs organes ou de leurs membres.

Cette question est entièrement et exclusivement de la compétence du médecin. Quand il s'est prononcé après avoir reconnu les changements anatomiques d'une région et les modifications survenues dans son fonctionnement, ses conclusions ont un caractère scientifique et, nous le répétons, ni les juges, ni les ouvriers, ni les patrons, ne peuvent prétendre y apporter des modifications.

*
* *

Le travail *professionnel* est différent: certaines parties du corps y sont plus employées que les autres; des mouvements spéciaux y sont nécessaires; ils doivent acquérir par l'apprentissage une force, une habileté ou une rapidité inaccoutumée, suivant les besoins du métier; or, la variété des travaux ouvriers et, par conséquent des ouvriers est très grande, même si l'on considère ceux qui appartiennent à une corporation bien assimilée.

Pour savoir quelle somme de ces différentes aptitudes est nécessitée par une profession, il faudrait trouver des documents sur la nature et les conditions du travail, sur les outils à manier, leur forme, leur poids, etc.

Le livre qui donnerait sur chaque profession ouvrière des détails précis serait le bienvenu.

Mais ce livre n'existe pas. On trouve la liste des professions ouvrières en divers endroits, mais leur définition, la description des outils et de leur emploi n'existe nulle part.

Ainsi manquent au médecin des renseignements précieux dont il sent l'importance, mais qu'il ne peut, à aucun prix, se procurer.

Les détails sur la profession ? Il est obligé de les demander à l'ouvrier qu'il examine ; c'est de lui qu'il apprend les outils dont il se sert, l'apprentissage dont il a besoin. Le médecin est trompé ou il se trompe, et il ne peut éviter de l'être.

La difficulté que l'expert médical rencontre dans l'appréciation de ces fonctions est signalée à plusieurs reprises dans les diverses thèses médicales que la loi de 1898 a suscitées.

Aussi le Dr Wagner avait eu l'idée de proposer une triple expertise à la fois médicale, patronale et ouvrière, mais cette idée était irréalisable. Il a lui-même signalé un défaut très important de cette innovation, c'est que : « le patron et l'ou- « vrier prendraient la défense de leurs intérêts « personnels et corporatifs et le médecin n'aurait « que les éléments viciés de leur appréciation. »

La nécessité de faire une distinction entre les divers ouvriers formellement indiquée dans les traités allemands sur la médecine légale des accidents du travail.

Becker, *Lehrbuch der ärztlichen Sachverstän-digen-Thætigkeit für die Unfall... Versicherungs Gesetzgebung*, 4e édition, 1900, page 45, donne une classification des professions ouvrières.

En Autriche dans le schéma viennois on établit une différence très nette entre l'ouvrier « qualifiziert » qui a fini son temps d'apprentissage et celui non « qualifiziert » qui n'est pas encore admis dans la corporation.

Pendant la préparation de la loi française, nos législateurs ont senti également l'importance de la profession. M° Tolain disait : « Les industriels, pour éviter les procès, voudraient tout tarifer, tant pour un œil, tant pour une jambe. C'est l'arbitraire. « Un même accident n'a pas la même conséquence, dans deux industries différentes. »

M. Maruéjouls appuyait dans ce sens.

Chez nous ont paru les travaux de Georges Brouardel et de Duchauffour où la profession entre en ligne de compte.

Nous-même avons essayé une classification des

fonctions ouvrières, mais toutes sont encore insuffisantes. De sorte que pour discuter les fonctions physiologiques dans l'accomplissement du travail professionnel, il faut, que l'on me passe l'expression, être du métier, patron ou ouvrier, et nous conseillons au médecin de ne pas tenter l'évaluation de cette incapacité avant d'avoir un dictionnaire médico-industriel qui lui donne des renseignements d'un caractère scientifique et d'une valeur indiscutable.

IV

L'incapacité permanente ne s'applique qu'aux blessures consolidées.

L'incapacité temporaire est simplement indiquée, mais non définie dans l'article 3 de la loi du 9 avril 1898, qui établit des catégories d'indemnités suivant les conséquences plus ou moins graves de l'accident.

Une définition incomplète en est intercalée dans la phrase suivante extraite de la circulaire du ministre du Commerce du 26 août 1899. « Si l'accident « n'a entraîné qu'une incapacité temporaire de « travail, c'est-à-dire causée par une lésion guérissable, quel que soit le temps nécessaire à cette « guérison, la victime a droit..... etc. ».

Nous en trouvons le complément dans le rapport au congrès international des accidents du

travail et des assurances sociales, Paris, juin 1900,
fait par M. Paulet, directeur de l'assurance et de
la prévoyance sociales, où sont indiquées ses limites et ses deux terminaisons en dehors du décès :
« Quand la blessure est guérie la période d'inca-
« pacité temporaire prend fin, soit que la victime
« ait entièrement recouvré sa capacité, soit que la
« blessure consolidée affecte définitivement cette›
« capacité. »

Lorsqu'on lit les comptes rendus des séances,
des commissions ou de la Chambre elle-même,
préparant le texte définitif de la loi, on comprend
que la constitution de la période d'incapacité temporaire a eu pour cause l'impossibilité de savoir
aussitôt après la blessure, quelles en seraient les
conséquences. Il fallait attendre que cette incertitude pût cesser, et cette attente devait se prolonger pendant tout le temps nécessaire au blessé et
au médecin pour réparer aussi bien que possible
les dégâts causés par l'accident. Cette période
d'incapacité temporaire est donc celle des soins,
de la bonne direction desquels dépend l'avenir de
la victime.

Je ne laisserai pas passer cette occasion de
répéter que l'organisation des secours et des soins
est encore à faire presque complètement en
France.

Ce qui nous intéresse surtout pour le moment,
à propos de l'évaluation des incapacités permanentes, dans la question de l'incapacité temporaire, c'est de donner les moyens de déterminer

le plus équitablement possible la fin de cette période.

Deux terminaisons peuvent se présenter, l'une est *la guérison*, l'autre *la consolidation* de la blessure.

GUÉRISON.

Les suites de l'accident ont été favorables.

Il y a eu réparation des tissus blessés et retour complet de leurs fonctions. Il n'existe plus traces de la blessure, ou bien si celles-ci existent elles n'empêchent pas le blessé de recouvrer *sa pleine capacité fonctionnelle*, suivant l'expression de Paulet. Bref, il est *en état physique de reprendre le travail*. Le médecin n'a qu'à fixer la date de reprise, et il n'a pas à s'occuper de consolidation dans ce cas.

CONSOLIDATION.

Le terme de consolidation ne s'applique que dans le cas de persistance de perte plus ou moins grande des fonctions des parties lésées.

L'appréciation du moment, où cette terminaison peut être admise, est des plus importantes, puisqu'elle sert à clore une période où le demi-salaire était acquis au blessé, et en commence une autre où une rente d'une valeur différente lui sera attribuée.

Disons tout de suite que dans le cas où la rente est inférieure au demi-salaire l'ouvrier a intérêt à prolonger son incapacité temporaire et que au contraire dans le cas d'infirmité grave la rente devenant supérieure au demi-salaire, c'est le patron qui trouve bénéfice à reculer la date de consolidation.

Ces prémisses étant posées qui expliqueront les conflits résultant d'intérêts adverses, nous croyons qu'il est indispensable de fixer aussi nettement que possible les conditions dans lesquelles le médecin devra déclarer qu'il y a consolidation *légale ou juridique*.

§

Le mot consolidation ou blessure consolidée est d'origine extra médicale. Il a été employé pour la première fois avec le sens qui lui est actuellement attribué dans la jurisprudence des accidents du travail par M. Ricard, au cours des travaux préparatoires de la loi dans la séance du 28 octobre 1897 (1).

« Il n'est pas possible, dit ce député, de mettre
« dans le texte que la pension sera payable à
« partir de l'accident. C'est seulement lorsqu'on
« est certain que l'ouvrier ne peut pas être guéri,
« lorsque la blessure est consolidée... »

---

1. On trouvera l'historique de la question et les documents qui s'y rattachent dans les ouvrages suivants :

Duchauffour, *De la consolidation des lésions résultant d'accidents du travail. Annales d'hygiène et de médecine légale*, février 1903 ; — J. Boyer, *Consolidation*, Thèse de Paris, 1904.

Bien qu'il ait été l'objet de protestations de la part des médecins de la Chambre, en particulier du Dr Levraud, député de Paris, bien qu'il ne figure pas dans le texte de la loi, il fut cependant adopté par ses commentateurs et par les tribunaux et il est devenu d'un usage courant dans les affaires d'accidents du travail. Les juristes, les magistrats en ont donné des interprétations. L'heure n'est plus de le discuter mais de chercher à en bien comprendre le sens.

De la lecture des documents qui se rattachent à cette question voici l'idée que je me suis faite :

La consolidation légale ne doit pas être regardée à un point de vue purement médical. Il faut pour comprendre cet état spécial faire intervenir des considérations d'un autre ordre.

Au point de vue médical il faut admettre que non seulement la restauration anatomique des parties osseuses ou consolidation, et celle des parties molles ou cicatrisation doivent être complètes, mais encore que le retour des fonctions générales ou professionnelles doit être aussi complet que possible. Ceci suppose une période de convalescence pendant laquelle se poursuivent des modifications de tissus, ayant pour but de rendre plus parfaite la réparation des lésions.

En outre il est indispensable que le traitement n'agisse plus sur l'évolution de la lésion accidentelle, et que les soins n'aient plus aucune utilité. Voilà les conditions médicales de la consolidation juridique.

Au point de vue légal il faut qu'il soit possible de dire quelles seront les conséquences de l'accident, que toute incertitude ait cessé à leur sujet et que la perte puisse être évaluée, c'est la condition légale de la consolidation juridique.

Enfin plusieurs auteurs ont pensé que la reprise effective du travail ou la possibilité de sa reprise sans danger était un facteur important pour juger de la réalisation de l'état dit de blessure consolidée. Ce serait la preuve professionnelle du retour suffisant des fonctions de l'accidenté.

Examinant les conditions énumérées ci-dessus, je les classe dans l'ordre suivant :

Première ligne. — 1º Il sera possible de connaître très approximativement l'étendue de l'incapacité permanente qui doit succéder à l'incapacité temporaire.

2º Il n'y aura plus à espérer d'amélioration rapide par le traitement.

Deuxième ligne. — 3º Les modifications anatomiques ou fonctionnelles résultant de la réparation des tissus blessés paraissent stationnaires.

4º La reprise du travail est possible sans danger.

Il serait à désirer que toutes ces conditions fussent réunies dans chaque cas de consolidation ; mais, l'une d'elles faisant défaut, les autres permettront cependant de se prononcer.

Je crois utile, pour appuyer ma manière de

voir, de citer les paroles d'un des législateurs qui se sont le plus occupés de cette loi.

Définissant le rôle du juge de paix à propos de la consolidation, elles s'appliquent aussi bien à celui du médecin.

M. Mirman a dit dans la séance de la Chambre des députés du 30 mai :

« *Le juge de paix ne pourra tenir à la victime que ce langage :* « *Ta situation n'est pas améliorable, les soins que le médecin t'a donnés sont terminés, ceux qu'ils pourraient te donner à l'avenir ne te serviraient de rien, tu es arrivé à un état où tu resteras*»... et comme si cet exposé d'idées n'était pas suffisant il a ajouté quelques phrases plus bas : «*Il résulte du certificat du médecin que cette période aiguë qui a suivi l'accident est terminée.*»

§

Parmi ceux qui ont écrit sur cette question, magistrats, juristes et médecins, la majorité ne s'est occupée que de l'état définitif (1) et de la possibilité de refuser de travailler sans danger (2), mettant ainsi en première ligne les conditions que nous croyons devoir être à la seconde.

§

Voici les objections que l'on peut faire à la recherche de *l'état définitif*.

Cet état n'existe presque jamais au sens absolu

---

(1) Moré, Bellom, Wagner, Duchauffour. G. Brouardel a même aggravé cette condition en disant état immuable.

(2) Bellom, Ramé, Jeanne.

du mot dans les cicatrices qui restent très longtemps en état de transformation cellulaire ou
moléculaire.

Vouloir l'attendre, c'est s'exposer à faire traîner
longtemps certaines affaires, c'est-à-dire à aboutir
à une **incapacité temporaire interminable.**

Quelques blessures laissent subsister pendant
une longue durée des troubles anatomiques ou
fonctionnels insignifiants qui suffisent tantôt aux
ouvriers, tantôt aux patrons, pour retarder pendant des mois et même des années l'état de consolidation juridique si l'on ne s'en tient qu'à
cette condition.

Il vaut mieux admettre, comme consolidée,
toute lésion qui doit ou peut durer un temps
long, non prévu, avant d'arriver à l'état d'arrêt
ou d'immobilité absolue de son évolution. C'est
l'intérêt de l'ouvrier.

Un long chômage le réduit à la misère, malgré
son demi-salaire. Il est exposé en outre à perdre
le goût du travail, à prendre celui du cabaret et
à voir survenir la redoutable complication des
névroses traumatiques, etc...

Voici un exemple des fâcheux résultats de
l'incapacité temporaire interminable que j'ai observé personnellement.

Sur un ouvrier jeune encore et très vigoureux,
une autoplastie heureuse m'avait permis de recou-
vrir la paume de la main dénudée par une morsure de cheval.

Je m'étais servi dans ce but de la peau du petit doigt après désarticulation et désossement, et enfin enlèvement de l'ongle.

Très content de sa nouvelle peau, le blessé se déclarait capable de travailler dans un métier qu'il jugeait approprié à son infirmité ; celui de cocher, et son plus grand désir était d'arriver à un arrangement lui permettant d'obtenir une somme d'argent et de se procurer l'outillage nécessaire.

Par malheur l'expert jugea que la blessure n'était pas consolidée parce qu'un petit fragment d'ongle et un ou deux poils poussaient sur la peau transplantée et parce que la cicatrice n'était pas nacrée.

Étant présent à l'expertise, j'eus beau faire valoir que l'ouvrier pouvait travailler, le lui faire dire de sa propre bouche, montrer l'état de misère où se trouvait ce malheureux avec son demi-salaire, insister sur la longue durée d'attente du règlement de son affaire, exposer qu'il ne s'alimentait pas assez et qu'il se laissait aller à boire.

Le blessé de son côté annonça qu'il ne lui restait plus qu'à aller à l'hôpital car il ne pouvait vivre avec son demi-salaire.

Rien n'y fit.

Le tribunal chargea le même expert de visiter le blessé de mois en mois pour reconnaître la date de consolidation ; mais le sinistré cessa un beau jour de venir toucher ses acomptes.

On fit des recherches et on découvrit qu'il était mort de *delirium tremens* dans un des hôpitaux de Paris.

Son incapacité temporaire prit fin de cette regret-

table manière, au bout de deux ans et demi, par un
état cette fois bien définitif.

**

La révision me fournit encore un argument.
Son existence dans la loi prouve que le législateur n'a pas voulu attendre l'état définitif absolu.
Les taux de rentes sont revisables en cas d'aggravations ou d'améliorations survenues dans les
trois ans qui suivent la fixation de l'indemnité
par l'ordonnance de conciliation ou la décision
judiciaire.

**

Un grave inconvénient, mais en sens inverse
du précédent, peut résulter de l'importance exagérée donnée à l'état d'arrêt des modifications
anatomiques dans les tissus blessés à la suite
d'un accident, c'est de conclure à la consolidation légale lorsqu'elle n'existe pas.

J'ai déjà insisté sur ce fait dans un précédent
article et je l'avais qualifié du nom **de consolidation précaire** qui n'est pas exact.

Voici ce dont il s'agit :

Supposez que par négligence ou mauvaise
volonté le traitement d'une blessure n'ait pas été
fait, ou bien encore qu'il ait été mal dirigé ou
suivi d'insuccès. Lorsque la victime se soumettra
à l'examen qui doit décider de sa consolidation légale, il se pourra que l'état anatomique
des tissus blessés soit tel que l'évolution des sui-

tes de cet accident paraisse terminée. Mais il sera non moins certain que cet état constitue un résultat déplorable et qu'il pourrait être amélioré par des soins bien dirigés.

Le moment où des soins ne sont plus nécessaires n'est donc pas arrivé et on ne peut encore connaître quel sera le bilan exact des fonctions conservées ou perdues de l'ouvrier accidenté.

C'est là ce que j'appelais consolidation précaire, mais en réalité elle n'existe pas du tout. Le rôle du médecin est d'avertir le blessé de sa situation et de l'instruire de la possibilité de l'améliorer, de lui en indiquer le traitement, en précisant les risques à courir et les chances de succès à espérer.

Il est habituel de voir le sinistré qui ignorait réellement son état, se rendre à ces conseils, au contraire celui qui y mettait de la mauvaise volonté persistera dans son entêtement.

Dans le cas d'insuccès du traitement il est plus difficile de démontrer à l'intéressé l'opportunité d'une nouvelle intervention. Celui-ci hésite ; il répète à juste titre, du moins en apparence, qu'il s'est déjà laissé soigner, que ce n'est pas de sa faute si le nécessaire n'a pas été fait en temps utile. Il ne veut pas voir réduire sa rente, qu'il escompte déjà et qu'il croit la légitime rançon de ses souffrances.

Dans ces divers cas où des soins jugés utiles sont repoussés, il me paraît indiqué de refuser la consolidation, de dresser un rapport donnant les raisons de cette détermination, d'indiquer le procédé d'amélioration qui semble le meilleur et, s'il s'agit d'une opération, d'en préciser les chances et les dangers et de s'en remettre à la justice.

Nous avons vu plusieurs fois les magistrats user de leur influence sur le blessé pour l'amener à consentir à une intervention nécessaire, lorsqu'elle offre les plus grandes chances de succès.

§

La reprise du travail sans danger est une condition dont le principal défaut est de ne pas être applicable à tous les cas, et particulièrement à l'incapacité permanente absolue. La reprise du travail fixe certainement la date de consolidation quand elle se produit ; mais il faut pour cela une blessure légère et un ouvrier consciencieux.

Si, par crainte de perdre le bénéfice du demi-salaire ou par désir de prolonger une situation qui peut lui être avantageuse, l'ouvrier n'a pas repris le travail, je ne puis croire que le médecin ait un critérium sûr pour décider si le travail peut être recommencé sans danger. Il pourra hésiter devant les objections du blessé et il ne pourra réellement conclure que s'il tient compte d'autres conditions, par exemple de l'inutilité des soins et de la possibilité de reconnaître l'étendue de l'incapacité permanente.

DATE DE CONSOLIDATION.

Lorsque la consolidation peut être admise, il faut en préciser la date ; c'est une question qui est posée dans tous les jugements chargeant le médecin de mission d'expertise.

A

La réponse sera précise et ne soulèvera généralement pas de contestation dans le cas où le blessé a repris le travail spontanément. On lui en fera déclarer la date et on la transcrira sur le rapport.

§

Tous les autres cas où le médecin devra se prononcer peuvent être divisés en deux catégories pour lesquelles la conduite à tenir est un peu différente suivant qu'il s'agit d'incapacité partielle permettant le travail, ou d'incapacité totale.

B

Dans le cas où l'ouvrier ayant encore une capacité partielle de travail n'a pas recommencé à travailler, le médecin obligé de prendre une décision se voit arrêté pour divers motifs qui le font hésiter. Nous savons ce qu'il faut penser de l'arrêt de l'évolution anatomique. D'un autre côté, on ne peut croire qu'il soit possible de dire du jour au lendemain que les soins sont inutiles et enfin le médecin n'est pas toujours assez instruit des nécessités des travaux professionnels pour conclure en connaissance de cause sur l'existence ou non de danger de la reprise du travail.

Il aura de plus à lutter contre les intérêts opposés des partis qui veulent l'un avancer l'autre reculer la date et de plus il aura quelquefois à se prononcer sur une date rétrospective.

Heureusement il aura habituellement pour l'aider des renseignements et des certificats médicaux.

Quoi qu'il en soit, il n'arrivera qu'à une probabilité et sa conclusion intime sera que le moment de consolidation peut se placer entre telle et telle date.

Il est prudent qu'il se fixe à lui-même un laps de temps assez long et qu'il cherche ensuite à amener les partis à s'entendre sur une date comprise dans ces limites.

Il nous semble indispensable après la fin de la période des soins et la reprise effective du travail professionnel, d'accorder un certain temps nécessaire pour l'entraînement de l'ouvrier.

Massage, électricité et mécanothérapie ne suffisent plus pour remettre l'ouvrier en état de reprendre son emploi. Il faut qu'il s'essaye à manier tous ses outils ; mais il est obligé de s'y reprendre à plusieurs fois pour retrouver sa vigueur et sa souplesse. Aux premières tentatives il va souffrir de l'effort qu'il s'impose. Il verra se former du gonflement, la fatigue paraîtra vite il sera au-dessous de sa tâche avant la fin de la journée. Il ne peut cependant pas dire au contremaître quand il cherchera à être embauché: Je voudrais bien recommencer, mais je ne peux pas faire autant de travail que les autres.

La loi n'a pas prévu cette période. Le médecin qui ne l'ignore pas fera bien d'en tenir compte.

C

Dans le cas de consolidation avec incapacité permanente totale, la solution est assez facile ; il n'y a plus à s'inquiéter ni de reprise du travail, ni de délai d'entraînement. Ce qu'il faut chercher c'est le moment où les soins ont cessé de produire un bon effet.

DE LA CONSOLIDATION DANS LE CAS DE COMPLICATION.

Il n'est pas possible de terminer cet article sans faire remarquer que les blessés peuvent présenter en même temps blessure et maladie, l'une et l'autre se compliquant ou s'aggravant réciproquement.

Doit-on, dans la constitution de l'état de consolidation, ne s'occuper que de la blessure ?

Ce serait la vraie conduite à tenir si l'on appliquait le sens étroit du mot *blessure consolidée*. C'est seulement lors de l'évaluation de l'incapacité permanente que l'on déciderait dans quelle mesure on peut rattacher aux conséquences de la blessure elle-même les conséquences de la maladie concomitante.

Faire le contraire c'est s'exposer à retomber dans l'incapacité temporaire interminable, qui est certainement préjudiciable au blessé, surtout dans les affections chroniques.

J'ai vu avec plaisir le Dr Jeanne de Rouen, dans son travail sur la consolidation, soutenir cette dissociation entre l'accident fondamental et maladies qui le compliquent.

Mais je n'appliquerais cette solution qu'aux affections chroniques de curabilité douteuse.

Toutes les fois qu'il s'agirait d'une maladie à marche aiguë, infection, exacerbation d'un état morbide antérieur ou réveil de diathèses, sans en discuter le rattachement à l'accident, du moment qu'il y a évolution simultanée de la blessure et de la maladie, j'attendrais pour prononcer la consolidation qu'il y ait fin de l'état aigu.

C'est un acte d'humanité dont, j'en suis sûr d'avance, aucun patron ou aucune société responsable n'hésitera à supporter les frais.

DEUXIÈME PARTIE

PHYSIOLOGIE DES FONCTIONS OUVRIÈRES

CHAPITRE I

DES MEMBRES

FONCTIONS OUVRIÈRES DES MEMBRES SUPÉRIEURS

La main est certainement la partie du membre supérieur la plus sensible, la plus agile et la plus importante pour le travail.

Mais, si la main peut reconnaître le contact, la nature, la forme, la température et le mouvement des matériaux de travail, si elle est chargée d'accomplir certains actes et en particulier de saisir et de diriger les instruments du travail, elle ne peut tout faire par elle seule et le secours, que lui apportent l'avant-bras, le bras et même quelquefois les autres parties du corps, est indispensable.

Elle doit sa force musculaire et une grande partie de ses mouvements à l'avant-bras. C'est par le jeu des articulations de l'avant-bras qu'elle produit les plus importants des mouvements nécessaires à l'accomplissement des labeurs ouvriers.

C'est à l'avant-bras, au bras, à l'épaule et même au tronc qu'elle doit une addition de force dans les mouvements de traction ou de poussée.

C'est grâce à ces deux segments des membres supérieurs qu'elle peut être transportée à tous les points où la disposition des matériaux de travail réclame sa présence, en haut, en bas, en avant et sur les côtés.

La direction des instruments, le transport de la main, qui en est armée, au lieu de travail, la production de la force nécessaire, tout cela dépend aussi des autres parties du membre supérieur. Mais malgré leur importance, celles-ci sont secondaires, car si la main disparaît, les services que peuvent rendre les autres segments du bras sont minimes et, d'un autre côté, si les fonctions de l'épaule disparaissent pourvu que celles de la main persistent, une certaine somme de travail est encore possible et si, avec elle, certains mouvements de l'avant-bras sont conservés, la quantité de travail produite pourrait devenir rémunératrice.

La conservation des fonctions de la main doit toujours entrer en ligne de compte à part, dans une évaluation. En supposant la perte de membre supérieur tout entier évaluée à 75 p. 0/0, la perte de la main seule compterait pour 60 p. 0/0.

Tels sont les chiffres généralement acceptés
qui donnent l'idée de l'importance relative qu'il
faut attribuer à la main.

**Prépondérance habituelle de l'une des deux
mains.** — Habituellement, l'une des mains est
prépondérante : elle a la force et la dextérité,
elle est active, l'autre ne fait que l'aider, elle
reste passive. Dans la majorité des cas, c'est le
côté droit qui est actif, mais il arrive aussi que ce
soit le gauche. Parmi les gauchers, il en est qui
ne peuvent employer habituellement que leur
main gauche, ils sont recherchés pour certaines
spécialités, par exemple, dans la maçonnerie
comme contreposeurs, mais beaucoup sont devenus ambidextres sous l'influence de l'éducation
et, comme me le faisait remarquer le Professeur
Joffroy, il y a de faux droitiers. Ceux-ci écrivent,
travaillent de la main droite, mais quand il s'agit
pour eux d'adresse et de dextérité, leur bras
gauche entre en action, par exemple pour faire
de l'escrime ou pour faire des carambolages au
billard. Il est utile de découvrir ces gauchers
méconnus dans l'évaluation d'une perte de valeur
à la suite d'un accident et, par suite, il est évident qu'il faut s'enquérir si le membre blessé
est du côté prépondérant, que nous désignerons
par le terme actif, ou de l'autre qui n'agit pas
ou agit moins, et qu'on peut qualifier de passif.

Sensibilité. — La sensibilité du *membre supé-*

rieur, envisagée comme fonction du travail, n'est nécessaire qu'à la main. L'avant-bras et le bras peuvent avoir des zones d'anesthésie ou même une insensibilité complète sans que, pour cela, l'ouvrier doive suspendre son labeur, à condition qu'il ait conservé sa sensibilité manuelle.

C'est à l'aide de cette fonction que la *main* doit reconnaître la présence des matériaux ou des instruments de travail.

Grâce aux téguments de la face palmaire, elle peut percevoir, par simple contact, l'état physique des corps et savoir s'ils sont solides, liquides ou gazeux. Cependant, il faut quelquefois, pour y arriver, faire intervenir la pression des doigts et spécialement des extrémités digitales, qui possèdent le maximum de terminaisons nerveuses.

La température est perçue sur toute l'étendue des téguments de la main et principalement sur sa face dorsale.

La forme des corps, leur consistance, leur mobilité, leur déplacement, leur poids ne peuvent être déterminés par un simple contact cutané. Il faut faire intervenir la sensibilité spéciale des muscles désignée sous le nom de sens musculaire.

Averti du contact d'un objet, l'ouvrier jugera de sa forme par la position qu'il a été obligé de donner à ses doigts pour l'entourer et le palper; or, c'est par le sens musculaire qu'il a notion de la situation de ceux-ci.

C'est encore en faisant appel à ses muscles, après pression entre ses doigts de la substance à travailler, qu'il juge de sa solidité ou de sa mollesse. C'est encore par la sensation de l'effort musculaire nécessaire pour déplacer ou arrêter un corps qu'il apprécie son état de mobilité ou de déplacement.

Dans ce cas, la sensibilité musculaire est surtout mise en jeu. Si l'ouvrier veut étudier l'inégalité ou le poli d'une surface en y faisant glisser ses pulpes digitales, la sensibilité cutanée redevient prépondérante.

La notion du poids résulte à la fois de la combinaison de sensation provoquée par la pression exercée sur la peau, d'une part, et de l'effort musculaire nécessaire pour soulever ou empêcher la chute du corps examiné, d'autre part.

Pour les poids légers, la peau suffit; pour les poids lourds, c'est le sens musculaire qui devient indispensable. Telles sont les variétés de sensibilité principalement mises en usage par les travailleurs, mais nous n'avons pas encore tout dit, car il nous reste la sensibilité à la douleur. On se contente le plus souvent de la recherche de cette dernière ; or, elle n'est pas une sensibilité spéciale aux travailleurs. On devrait toujours, en même temps, faire un constat de l'état de leurs sensibilités, au contact, à la température et au poids. Au point de vue pratique, ce serait un moyen de dissocier le sens musculaire de la sensibilité cutanée. On peut dire que les sensibilités au contact, à la douleur et à la température dépendent uniquement de la peau, tandis que la sensibilité au poids dépend de l'intégrité des muscles.

Tantôt ces sensibilités s'exaltent par l'habitude, en particulier chez les ouvriers de précision. Tantôt elles s'émoussent, quand des contacts rudes ou irritants épaississent la peau, et que des efforts répétés fatiguent le muscle.

Il y a une grande différence entre la sensibilité de la main hâlée et calleuse d'un débardeur ou d'un casseur de pierre et celle des mains d'un bijoutier ou d'une couturière, sans qu'on sorte de l'état normal.

Il est à remarquer que la grande majorité des travailleurs n'a pas besoin d'une sensibilité manuelle exquise, que, le plus habituellement, ils ont la peau endurcie et peu sensible et que parfois leur sensibilité est tellement obtuse qu'ils sont obligés de la contrôler et de la remplacer par la vue.

Mais il n'en est pas moins vrai qu'une faible dose de sensibilité cutanée et musculaire leur est nécessaire et que l'insensibilité totale les rendrait incapables de travailler. Ils ne sentiraient plus si les outils qu'ils doivent manier sont dans leurs mains; ils les laisseraient échapper sans le savoir. Enfin, n'étant plus avertis des contacts dangereux ils pourraient être atteints de blessures par coupure, piqûre, écrasement ou brûlures dans toute l'étendue de leurs membres anesthésiés, semblables en cela aux animaux auxquels Claude Bernard avait fait la section intra-cranienne du trijumeau et qui, par suite d'insensibilité, se laissaient crever les yeux par la paille de leur chenil ou bien se déchiraient la langue de leurs propres dents.

Mouvements (1).

Des divers modes de préhension. — La préhension est une fonction presque spéciale à la main. Elle présente plusieurs variétés.

A. Préhension à poignée ou à pleine main. — Pour les objets cylindriques ou prismatiques tels qu'un manche d'outil, une corde, la préhension se fait à pleine main et avec plus ou moins d'effort suivant leur volume : les doigts s'enroulent autour du manche et forment une sorte de fourreau, puis, le pouce, rabattu sur eux, s'opposant à l'index et au médius, constitue un anneau

---

(1) Parmi les fonctions nerveuses et locomotrices, un certain nombre qui jouent un rôle prépondérant dans l'exercice des professions ouvrières, se combinent entre elles de façon à reproduire des mouvements déterminés ou des actes particuliers dont la dénomination n'existe pas dans nos traités classiques. Il m'a donc fallu, pour désigner ces fonctions, employer des mots nouveaux tirés, soit du langage commun, soit des termes professionnels. J'ai, de plus, essayé de synthétiser le plus possible les groupements fonctionnels dont il s'agit, dans le but de mettre en regard de chaque partie du corps un petit questionnaire que le novice pourra consulter lorsqu'il voudra rechercher les fonctions qui devraient exister et celles qui ont disparu.

On trouvera la première esquisse de ce travail, avec des tableaux explicatifs, dans les leçons sur les accidents du travail, que j'ai publiés en 1903.

brisé plus ou moins complet que j'appellerai anneau pollici-digital.

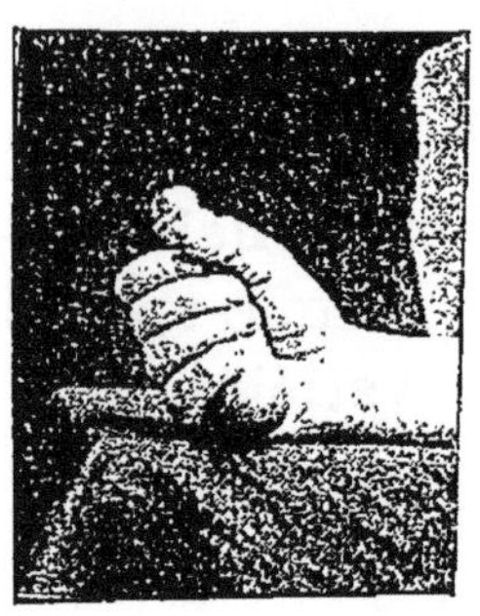

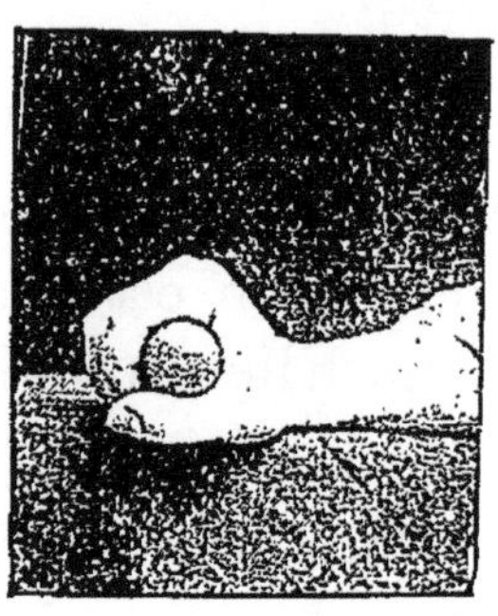

Fig. 1 — Fourreau digito-palmaire.

Fig. 2. — Anneau pollici-digital.

Plus cet anneau constricteur est complet, plus il est fermé solidement par de bons muscles et plus la prise est efficace ; en effet, lorsqu'il est mal fermé, l'instrument que tient la main peut s'en échapper. C'est ce qui arrive pour un instrument trop gros, dans une main trop petite : l'un doit être approprié à l'autre.

Les blessures qui diminuent l'étendue des sur-faces qui embrassent l'outil constituent ainsi pour l'ouvrier une perte de fonction appréciable.

La perte totale du pouce supprime l'anneau de fermeture.

La perte de sa phalange unguéale, la fracture anguleusement consolidée de son métacarpien ou de sa phalange ou enfin la raideur d'une de ses articulations, sans empêcher absolument la pré-hension des outils, rendent nécessaire la réduc-tion de volume de leur manche.

Il est évident que l'ankylose terminale de ce doigt est moins grave dans ses conséquences que l'ankylose de sa racine.

On peut dire, pour formuler une règle, que l'intensité de l'effort développé par le travailleur armé d'un outil à manche cylindrique est proportionnée au plus ou moins d'intégralité de son pouce. Un moignon de pouce de quelques centimètres est précieux à conserver, car, dans les métiers qui n'exigent pas d'efforts, il suffit à compléter l'anneau brisé si utile à la préhension.

Les mêmes remarques sont applicables aux mutilations de l'index et du médius, avec cette différence que, le pouce étant seul d'un côté de l'anneau, la perte est irréparable, tandis que, de l'autre côté, l'index et le médius, placés sur la même rangée, peuvent se suppléer (1).

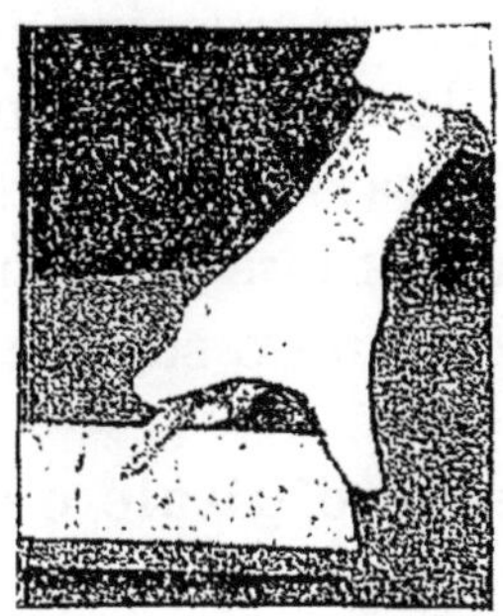

Fig. 3. — Couteau tenu par le fourreau digital-palmaire.

---

(1) Nous rappelons que Riedinger a déjà essayé d'établir une évaluation physiologique de la main, mais en suivant une direction différente (le médius déploie plus de force,

Dans la préhension à poignée, la longueur du fourreau digital formé par les quatre doigts fermés dans la paume de la main a une grande importance. Elle contribue à assurer l'adhérence de l'instrument à la main et à faciliter, par suite, sa direction. C'est pourquoi la perte du doigt auriculaire diminue la solidité de la main du travailleur dans une forte proportion, tandis que la disparition d'un des doigts intermédiaires n'a qu'une très faible importance.

Si les deux doigts du bord cubital viennent à disparaître, la main perd beaucoup de sa force et, avec trois doigts de moins, elle est réduite à une sorte de pince, dont l'usage est très restreint et qui expose le blessé à être écarté de tous les emplois exigeant un certain effort.

Pour les objets allongés et légers, le fourreau digital suffit à leur préhension, l'anneau pollici-digital n'est plus nécessaire et, souvent, le pouce où l'index s'allongent le long de l'instrument ou de l'objet à travailler, pour diriger le mouvement ; c'est la manière de tenir un couteau, une lime, un grattoir ou de saisir un échelon. (Fig. 3.)

B. Préhension digitale ou pince digitale. — Pour les outils légers et fins à manche cylindri-

---

l'index joue le rôle de guide et est le siège principal du tact).

Communication faite à la réunion des naturalistes et médecins allemands, à Brunswick, 1897.

que ou prismatique, l'instrument est tenu entre le
pouce et l'index, agissant comme une pince; tels

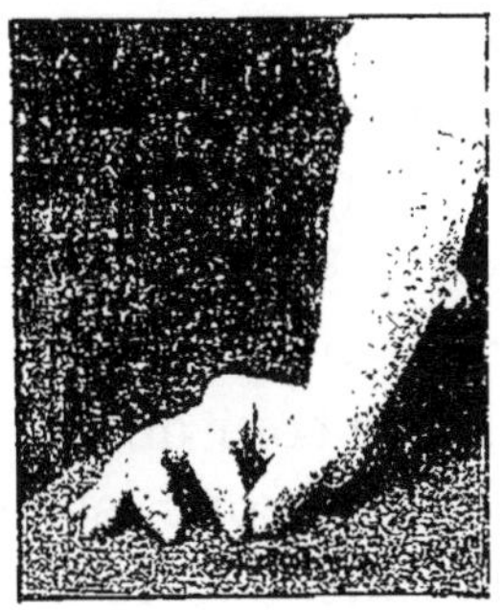

Fig. 4. — Pince à 2 doigts
tenant un clou.

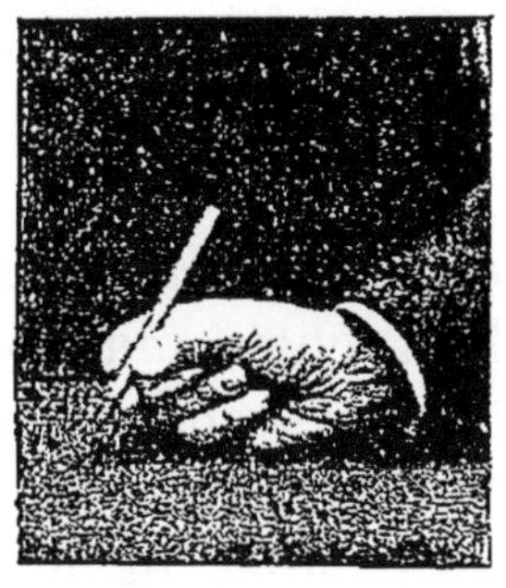

Fig. 5. — Pince à 3 doigts.

sont la plume à écrire, les outils des graveurs,
des mouleurs, etc., l'aiguille des couturières, des
tapissiers, etc. Plus le manche est petit, plus son
point de préhension est reporté vers l'extrémité

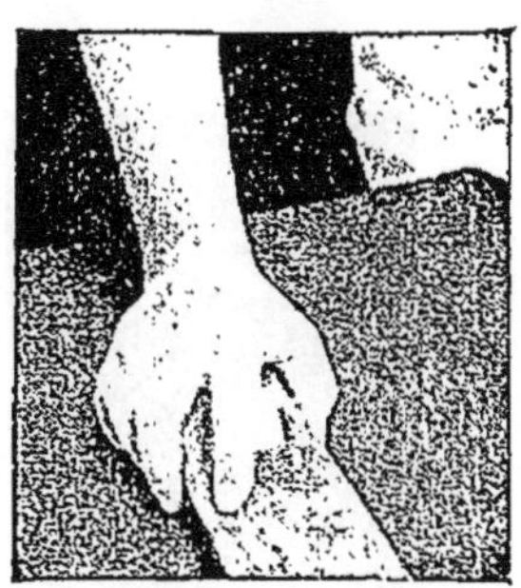

Fig. 6. — Pince à 4 ou 5 doigts.

des doigts. La plume est pincée par l'index et le
pouce, pressée par le médius et la masse muscu-

laire du premier espace interdigital, l'aiguille est saisie entre deux doigts seulement et poussée par le médius coiffé du dé.

Si l'objet à tenir s'élargit, comme, par exemple, une brosse, un procédé analogue de préhension lui est encore applicable. Mais la pince s'élargit également et le pouce reste toujours seul d'un côté, mais deux, trois, ou même quatre doigts viennent renforcer l'autre côté de la pince.

C'est encore ainsi que les maçons saisissent des briques et des moellons tant que leur poids n'excède pas les forces d'une seule main.

C'est également par un pincement plus ou moins compliqué que les ouvriers procèdent au modelage de la cire, ou à la malaxation des substances pâteuses.

C. **De la préhension digito-palmaire ou empaumement.** — Pour certains outils, dont le

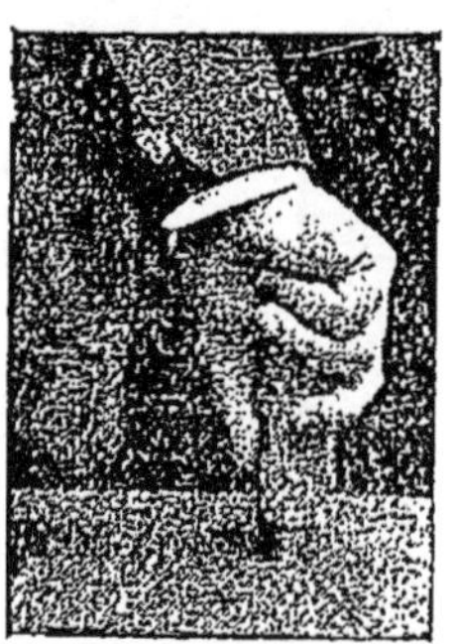

Fig. 7. — Empaumement.

manche est terminé par une partie sphérique, par

exemple le tourne-vis, la plane du menuisier, le croissant ou l'alène des corroyeurs, la bêche des ouvriers agricoles, la préhension est différente. Leur extrémité se loge dans le creux de la main entre les éminences thénar et hypothénar devenues plus saillantes, par suite d'un renversement léger du poignet. Les doigts se moulent très obliquement sur la partie sphérique et descendent le long du manche. Il n'y a plus ni fourreau, ni anneau digital.

Le travail utile ne dépend plus des doigts seuls, il est produit par le talon de la main qui donne le coup de pression, et c'est à l'avant-bras et au bras que l'effort se produit.

Mise en action des instruments ou matériaux de travail.

1º Rôle des diverses parties du membre supérieur et de ses mouvements. — Ce n'est que pour les instruments de petit volume et de faible poids et pour des travaux spéciaux que la *main* par elle seule suffit à produire les mouvements nécessaires. Il nous faut cependant signaler un mouvement qui lui est spécial, le roulement des doigts.

Il consiste à faire glisser le pouce sur un ou plusieurs doigts pour amener la rotation d'un corps interposé entre celui-ci et ceux-là, par exemple' pour visser une vis de petit calibre. Nous l'avons nscrit au questionnaire de la main ;

2° Dans la mise en action des outils saisis par la main, les mouvements de latéralité du *poignet* sont fréquents. Dans le martelage à petits coups des ciseleurs, ce mouvement est répété indéfiniment avec une rapidité surprenante.

Les muscles de la région externe antérieure et postérieure de l'avant-bras travaillent plus particulièrement dans ce mouvement et les glissières de leurs tendons présentent souvent des altérations dues à l'excès de leur fonctionnement. Quand 1 s'agit de tirer sur une corde ou de mettre un manche d'outil dans le prolongement de l'axe de l'avant-bras, c'est encore à ce mouvement de latéralité qu'il faut avoir recours.

Les mouvements de flexion et d'extension du poignet sont relativement les moins importants, cependant il faut remarquer que, pour que la main se ferme bien et que le fourreau digital soit solide, il est nécessaire que le poignet se renverse également en arrière. En outre, cette demi-extension du poignet a pour effet de rendre saillantes les saillies du talon de la main et de favoriser les mouvements de propulsion dans certaines professions, par exemple pour les menuisiers poussant la varlope ou les bourreliers taillant le cuir avec leur croissant.

3° Sitôt que l'amplitude du déplacement que doit décrire l'outil dépasse une certaine étendue, aux mouvements du poignet s'ajoutent ceux du *coude*, l'avant-bras se fléchit sur le bras et le bras lui-même oscille autour de l'*épaule*.

4° Nous avons vu, dans les pages précédentes, que la main, après qu'elle a saisi l'instrument, est aidée par les autres parties du membre supérieur qui coopèrent activement au travail. L'effort gagne progressivement l'avant-bras, le bras, l'épaule et le tronc qui y participent ; mais, dans certaines professions, c'est la force du tronc qui est le principal adjuvant du travail manuel : par exemple, chez le haleur de bateaux, le terrassier conduisant la brouette, le manœuvre portant des bagages, les bras sont inertes et agissent comme des cordages reliant les mains au corps. L'effort des parties intermédiaires entre le tronc et la main n'est donc pas nécessaire, c'est un fait curieux, mais dont il ne faut pas trop tenir compte dans une évaluation, car ces muscles, en apparence inertes, ne doivent pas être considérés comme inutiles. Ils sont dans une sorte de repos et reprennent leur activité à la moindre secousse ou au moindre changement de direction.

5° FLEXIBILITÉ. — Une succession régulière de flexions et d'extensions du coude et d'oscillations de l'épaule produit le mouvement alternatif de la scie. La flexion du coude suivie d'une extension brusque de l'avant-bras donne au marteau son impulsion. C'est par son extension suivie de flexion accompagnée d'effort que s'exercent certaines tractions, par exemple, sur la corde d'une poulie. C'est par sa flexion suivie d'extension que le talon de la main reçoit la force de propulsion.

C'est cet ensemble de mouvements que j'ai cru

pouvoir désigner sous le nom de flexibilité des membres supérieurs, mais j'ai réservé pour la main la fonction de la propulsion qui se produit au niveau des éminences de la paume;

6° ROTATION. — Un mouvement des plus utiles aux ouvriers, véritable fonction ouvrière, est celui de rotation (supination et pronation) qui se passe dans les articulations radio-cubitale et radio-humérale de l'avant-bras.

Il est aidé dans une certaine mesure par la rotation du bras dans l'articulation scapulo-humérale, mais il peut s'exercer sans son concours.

Dans l'action de visser, de limer, de percer, de forer et même dans le geste du terrassier jetant la terre de côté, cette rotation est indispensable.

Pour faire pénétrer la vis, il faut y ajouter la propulsion de la paume de la main, mais celle-ci n'est que secondaire, la rotation demeurant l'acte principal.

L'écrivain, le dessinateur, le sculpteur, le mouleur, qui tiennent la plume, le tire-ligne, le burin ou l'ébauchoir et qui ont besoin de tourner leur main dans une position favorable, ont recours à cette fonction de rotation. Il en est de même du peintre en bâtiments, qui doit utiliser le bord cubital de ses paumes pour étaler son papier, etc.

Ce mouvement se retrouve combiné avec la flexion dans la plupart des mouvements professionnels ;

7° ÉCARTEMENT ET RAPPROCHEMENT. — Les mouvements d'écartement et de rapprochement du tronc (adduction et abduction) nous ont paru avoir aussi une certaine fréquence, par exemple, pour l'ouvrier qui étale un enduit sur un mur, pour celui qui surveille le travail d'une machine placée devant lui, pour le rameur qui tire l'aviron, pour le scieur de long qui soulève sa scie. Ils se produisent dans l'articulation de l'épaule ;

8° ÉLÉVATION DU BRAS. — En dernier, vient le mouvement d'élévation du bras au-dessus de la tête, qui s'observe, par exemple, chez les maçons ou les peintres, quand ils édifient ou peignent un plafond, chez les charpentiers soulevant à bout de bras les pièces de construction.

Il nous a donc paru utile de placer ces deux mouvements au nombre des questions concernant le bras.

Transport de la main au lieu du travail.

Il est de toute évidence qu'une condition nécessaire à l'accomplissement du travail consiste dans la possibilité d'amener la main, armée d'instruments ou non, en contact avec les matériaux ou objets à travailler. Ce rôle me paraît dévolu au bras et à l'avant-bras, dont les mouvements variés, principalement au niveau de l'épaule, contribuent à obtenir ce résultat.

Mais il faut souvent que le tronc et les membres inférieurs concourent à la mise au point de la position requise pour le travail. Tel ouvrier, qui doit travailler la main basse, a besoin de s'accroupir. Tel autre, au contraire, doit travailler en levant les mains au-dessus de sa tête et il lui faut renverser le torse en arrière et se camper sur ses membres inférieurs. En général, dans le travail assis, l'ouvrier tend à placer sa main devant lui vers la ligne médiane. Il a le coude demi-fléchi et l'humérus en rotation en dedans. Dans d'autres cas, au contraire, il la tient écartée du tronc pour avoir des mouvements plus étendus et plus rapides.

Inutile de décrire toutes les variétés de position exigées par le travail, ce que je viens d'en dire suffit à expliquer pourquoi j'ai posé la question dont il s'agit parmi les fonctions ouvrières du bras.

Il est à remarquer que le champ d'action de la main pour le travail industriel est toujours placé devant l'ouvrier, à portée de sa vue.

Les mouvements qui portent sa main derrière le dos n'appartiennent pas à une fonction ouvrière.

Il n'y a qu'une exception, pour les portefaix, quand ils sont obligés de soutenir l'extrémité inférieure du fardeau qui est placé sur leur dos.

De la direction des outils.

A. La main seule peut suffire à guider un léger outil, mû par les doigts de la pince pollici-digitale : c'est ce qui arrive chez les dessinateurs ou les graveurs, la partie non active de la main (bord cubital et petit doigt) sert à assurer le point d'appui des autres doigts moteurs.

B. S'agit-il d'un objet plus lourd, tel le petit marteau du tapissier? Les doigts ne suffisent plus. Le coup est dirigé par l'avant-bras et exécuté grâce au mouvement de latéralité de l'articulation du poignet.

C. Le marteau est-il plus lourd et demande-t-il un effort localisé à l'avant-bras et au bras? Au jeu du poignet, s'ajoute celui du coude, qui se fléchit et se défléchit.

D. Enfin, il faut le concours du poignet, du coude et de l'épaule pour brandir, dans un violent effort, les lourds marteaux des ouvriers frappeurs des usines métallurgiques, pour pousser la varlope, tirer la scie des scieurs de long. Les muscles du membre supérieur ne suffisent plus et à l'effort du membre thoracique doit s'ajouter l'effort thoraco-abdominal, l'effort de la région lombaire et même celui des membres inférieurs, qui forment un arc-boutant sur le sol et, grâce à ce point d'appui solide, l'ouvrier peut lancer son instrument dans la direction qu'il désire.

Mais cette coopération de tout le membre n'est réservée qu'à des cas peu nombreux. Dans le travail ordinaire, la main reprend son importance prépondérante et nous avons ajouté à ses fonctions celle de direction.

De l'état des muscles

La puissance de travail dépend de la valeur de la contraction musculaire. J'ai voulu attirer l'attention sur ce fait, en ajoutant à mon questionnaire le mot effort. On sait combien ce terme a d'étendue, il s'applique aussi bien à l'effort total du tronc et des quatre membres qu'à l'effort d'un seul muscle. Il peut servir aussi bien à désigner la résistance au travail prolongé pendant des heures que l'intensité de la contraction musculaire. Il s'applique aux parties du corps et aux genres de travaux les plus variés.

L'atrophie réflexe, la contracture, l'atrophie scléreuse, la section des tendons et des nerfs, les adhérences aux tissus voisins, les dégénérescences de la myosine dans les intoxications constituent les causes de la diminution de force ou même de la cessation de fonctions des muscles. La force est disparue. La fatigue vient vite, et alors, s'il s'agit des muscles moteurs du pouce, la préhension à poignée ou à la pince est abolie ou menacée. L'incapacité de travail se produit. On comprend ainsi l'importance de la recherche de l'état des muscles au point de vue de leur puissance d'effort.

Travail simultané des deux membres supérieurs

Bien que nous n'ayons pas jugé utile de faire entrer les mouvements qui suivent dans notre petit questionnaire de fonctions ouvrières, il nous paraît intéressant de les signaler.

A. *Préhension à brassée*. — Certains ouvriers, les débardeurs, les charpentiers, les maçons, les déménageurs, ont à soulever des corps trop gros

pour qu'ils puissent être appréhendés par les
mains seules, alors ils glissent leurs doigts sous
l'objet à déplacer, les bras rapprochés l'un vers
l'autre opposent une main à l'autre; la pince bra-
chiale formée par les deux bras remplace la pince
digitale, c'est ce qu'on appelle la préhension par
brassée. Dans ce genre de travail, l'usage du
pouce est de peu d'importance, la flexibilité des
doigts l'est au contraire beaucoup, ainsi que l'effort des muscles de l'avant-bras et du bras.

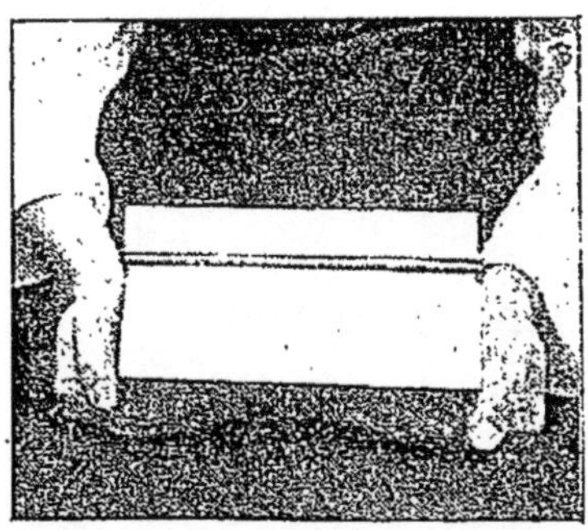

Fig. 8. — Prise à brassée.

B. Les mouvements du travail sont *synergi-
ques et semblables*, par exemple dans le va-et-
vient qu'exécutent les scieurs de long, la traction
sur des cordes, la poussée des brouettes ou des
petites voitures.

Ils sont *antagonistes* dans d'autres cas, ainsi,
par exemple, que l'exige le forage à deux mains.

Souvent, enfin, ils sont simplement différents:
la main gauche tient l'outil ou fixe l'objet tandis
que la droite frappe et agit avec force.

RÉSUMÉ

Le tableau ci-joint donne les principales fonctions ouvrières du membre supérieur dont nous avons fait deux parts, en raison de l'importance de la main.

Fonctions ouvrières de la main.

1. Préhension à pleine main, anneau pollici-digital et fourreau digital.
2. Préhension de la pince, bi-, tri-, quinti-digitale.
3. Mouvement de roulement des doigts.
4. Propulsion par la paume ou le talon de la main.
5. Direction des outils.
6. Sensibilité.

Fonctions ouvrières du bras et de l'avant-bras.

1. Flexibilité.
2. Rotation.
3. Écartement ou rapprochement du tronc.
4. Élévation au-dessus de la tête.
5. Transport de la main au lieu du travail.
6. Effort.

CHAPITRE II

FONCTIONS OUVRIÈRES DES MEMBRES INFÉRIEURS
OU PELVIENS.

Les membres inférieurs ne sont, dans les professions industrielles, ni aussi fréquemment ni aussi directement employés que les membres thoraciques.

Ils peuvent cependant être le principal agent du travail comme chez les rouliers et les charretiers.

En revanche, leur rôle est presque réduit à rien dans les professions sédentaires.

Il n'existe pas de différence de valeur ouvrière entre les membres inférieurs; tous deux sont actifs au même titre. Il n'existe pas, comme au membre thoracique, de partie du membre pelvien dont la fonction soit prédominante.

Le pied n'est pas, au point de vue du travail, comparable à la main. Les services qu'il rend ne nécessitent pas une évaluation spéciale pour lui.

Au membre inférieur, la question de longueur conservée joue le principal rôle depuis le haut jusqu'en bas, et la gravité des lésions pourrait être mesurée au mètre, s'il n'y avait pas quelques considérations physiologiques sur le point d'appui.

Sensibilité

La sensibilité peut être diminuée ou disparue dans toute la hauteur de la jambe et de la cuisse, sans qu'il en résulte de troubles sérieux pour l'accomplissement des fonctions ouvrières du membre pelvien ; mais il est nécessaire qu'elle persiste au niveau du pied et surtout au niveau de la plante, dans un degré suffisant pour que celle-ci perçoive le contact du sol. Les sensibilités à la chaleur et à la douleur sont à peu près inutiles dans ce but, mais la sensibilité tactile, la sensibilité à la pression et le sens musculaire sont indispensables.

Des sensations provoquées par la pression des parties antérieure et postérieure du pied, et par la tension et le relâchement de groupes musculaires, il résulte une série de réflexes qui replacent le centre de gravité du corps sur le plan et la ligne convenables. C'est donc grâce à ces variétés de sensibilité que le blessé garde l'équilibre.

On sait que certaines maladies, telles que l'ataxie locomotrice, les font disparaître. Les malheureux atteints de cette affection, perdent la notion de la situation de leurs membres, et la faculté de la diriger, à moins qu'ils ne puissent, à l'aide de la vue, corriger leur erreur de sensibilité. Il faut donc leur fermer les yeux pour constater leur perte d'équilibre.

Mouvements

De même que pour le membre supérieur, nous ne tiendrons pas compte de tous les mouvements physiologiques pris isolément.

Marcher, se tenir debout, être assis, s'accroupir, se mettre à genoux ou se placer à cheval, tels sont les actes auxquels doivent participer d'une manière variable, les membres inférieurs. Il faut y ajouter le mouvement de la pédale des rémouleurs et du tour des potiers. Enfin, exceptionnellement, les genoux servent comme moyen de préhension chez les cordonniers, et les jambes sont croisées à la turque chez les tailleurs.

Le saut et la course ne sont pas habituellement utilisés par les travailleurs qui nous occupent.

Marche. — Les mouvements qui servent à la marche sont trop complexes pour être exposés ici en détail.

Il est indispensable de faire une différence suivant le plan sur lequel la marche s'accomplit.

Dans la *marche à plat, sans charge,* une intégrité absolue des articulations n'est pas nécessaire. Il suffit d'un degré modéré de flexibilité (flexion et extension) de la cuisse sur le bassin, de la jambe sur la cuisse et du pied sur la jambe pour qu'elle s'accomplisse ; en somme, il faut que le membre puisse être assez raccourci pour que son mouvement d'oscillation pendulaire ait lieu sans qu'il touche le sol.

La marche se fait par une succession d'actes dont je vais résumer les principaux.

Le pied étant posé à terre, le premier mouvement a pour agents le calcanéum et les muscles du mollet qui s'y rattachent. Le talon est soulevé du sol avec toute la charge qu'il supporte.

Le second phénomène est produit au niveau du talon antérieur (saillie plantaire de la tête du premier métatarsien et du gros orteil). A certain moment de la marche, le poids du corps entier repose sur ce seul point d'appui.

Le troisième acte est la propulsion en avant du corps, ainsi soulevé sur la pointe du pied, qui se produit par le redressement du genou, dû à l'action du muscle quadriceps fémoral.

Le soulèvement du talon nécessite le plus grand effort des muscles du mollet. L'effort du quadriceps pour le redressement du genou est bien moins important. Enfin il n'y a plus d'effort du tout pour les autres mouvements tels que : relèvement de la pointe du pied, oscillation de la cuisse qui complètent le pas dans la marche à plat.

Si le talon ne peut être soulevé ou le genou fléchi, soit par raideur, soit par insuffisance musculaire, si les points d'appui du pied sont douloureux ou manquent, la marche est gênée et s'accomplit d'une manière imparfaite à l'aide de mouvements supplémentaires.

Il y a boiterie.

Mais nous le répétons, on peut marcher avec

des articulations un peu raides et des muscles peu développés. Toutefois, dans de telles conditions, la fatigue survient rapidement.

De cette marche sans effort, nous rapprocherons les mouvements professionnels de la pédale et du tour des potiers.

La marche à plat d'un ouvrier portant une charge nécessite des efforts proportionnels au poids du fardeau et présente des analogies avec la variété que nous allons décrire dans le paragraphe suivant.

La marche en plan incliné, montagne, talus, escalier ou échelle, nécessite une flexibilité de tout le membre, une intégrité articulaire et des efforts beaucoup plus grands.

Dans la montée, il faut d'abord élever le pied à une certaine hauteur, puis, quand il a pris un point d'appui, soulever le corps entier à cette hauteur inaccoutumée. Le travail musculaire dans le mouvement de flexion préliminaire est le moins important ; mais il demande une conservation complète ou presque complète de la flexibilité des articulations.

Pour obtenir l'élévation du corps, il faut produire un effort violent de redressement du genou qui se passe dans les muscles de la région antérieure de la cuisse.

Dans la descente, l'effort maximum porte encore sur les mêmes muscles de la cuisse. Ils doivent ralentir et arrêter le mouvement de flexion du genou et résister à la pression du poids du corps entier. Le genou, les muscles de la cuisse, sont donc les parties qui agissent surtout, et la solidité de la rotule et de ses tendons est mise à l'épreuve.

Les articulations du pied et les muscles de la jambe ont une part relativement moins importante dans les actes dynamiques et mécaniques de la marche en plan incliné que dans la marche à plat.

Quand il s'agit de monter *à l'échelle*, le travail se complique des actes suivants: le pied doit poser sur l'échelon par son excavation et prendre la position la plus favorable pour lui adhérer, ce qui suppose qu'il a assez de longueur, de mobilité et de souplesse.

D'autre part, les mains doivent saisir les barreaux ou les montants de l'échelle et asurer la direction du corps. Le pied, en effet, est privé des sensations habituelles que lui donnent ses points d'appui antérieur et postérieur, et ne peut servir à maintenir l'équilibre.

Station verticale. — Ici, le poids du corps repose sur la plante du pied où se trouvent les trois saillies que nous connaissons, et qui forment une sorte de trépied: la saillie du talon (le calcanéum), la saillie du gros orteil (tête du premier métatarsien et de la phalange du gros orteil) et la saillie du cinquième métatarsien (tête et corps du cinquième métatarsien).

On comprend aisément que, pour chacun de

ces points d'appui, la pression est plus ou moins forte, suivant que le centre de gravité passe plus ou moins près d'eux.

Dans la station verticale et immobile tous les points d'appui du pied portent également. Les articulations du genou et de la hanche sont fixées dans la position d'extension forcée. Les muscles peuvent rester en état de repos et de contraction tonique, sans efforts, aidés et suppléés en partie des ligaments.

Ils ne fonctionnent que pour rétablir l'équilibre :

La station verticale immobile ne me paraît pas être employée dans les professions ouvrières, qui, toutes, exigent le déplacement fréquent des bras et de la partie supérieure du tronc, et, par conséquent, des changements d'équilibre incessant.

Aussi les muscles de la cuisse, la jambe en particulier, se contractent-ils incessamment ; mais la vigueur musculaire n'est pas indispensable quand le travail ouvrier n'est pas dur. Des muscles grêles ou atrophiés suffisent à soutenir le corps dans cette direction verticale.

Quand il s'agit de travaux de force, les conditions changent. On sait que la station verticale est la position de choix pour produire les grands efforts. Dans ces cas, les muscles doivent être puissants et les articulations assez souples pour prendre la situation la plus favorable. Un membre inférieur mal placé suffit à diminuer la valeur de l'effort.

Dans beaucoup de professions, l'ouvrier prend l'habitude de se hancher, c'est-à-dire de se tenir debout sur un seul membre, tandis qu'il fléchit l'autre.

Lorsqu'il s'appuie tantôt sur un pied, tantôt sur l'autre, il repose ainsi alternativement l'un et l'autre de ses membres pelviens et cette position n'a pas de conséquences; mais s'il a des muscles de valeur inégale, ou si le travail l'oblige à se servir toujours du même côté, il prend toujours la même attitude et contracte une déformation professionnelle.

Des points d'appui compensateurs. — Si les muscles ou les articulations fonctionnent mal, l'ouvrier peut cependant se tenir debout, mais les points d'appui sont moins solides et éprouvent des fatigues anormales.

Quand le talon antérieur manque, le talon postérieur peut suffire.

Si tous les points d'appui plantaires disparaissent à la suite d'ankyloses vicieuses ou de pertes de substance, il faut en créer de nouveaux. Celui qui est choisi le plus souvent et qui donne un excellent résultat est le genou, ce qu'il est facile d'obtenir en faisant reposer la jambe pliée sur un support.

Si le genou est ankylosé ou amputé, il faut chercher plus haut la base de sustentation; on la prend alors dans la cuisse ou sur les ischions à l'aide d'appareils souvent compliqués, mais la

station verticale et surtout la marche sont bien
défectueuses dans ces conditions.

Il a été possible quelquefois de réaliser un bon
moignon capable de supporter les pressions en
sectionnant dans l'épaisseur des extrémités élar-
gies des os, soit dans les malléoles du tibia et
du péroné, soit dans les condyles du fémur,
mais si la station verticale et la marche deviennent ainsi possibles, elles ne peuvent être de longue durée.

Station assise. — Dans cette position, il suffit
de pouvoir fléchir à 90 degrés le bassin sur la
cuisse ; les ischions sont les parties qui suppor-
tent le poids du corps, et la cuisse sert uniquement
ment de balancier pour maintenir l'équilibre ;
un seul membre inférieur ou tronçon de membre
est, en ce cas, suffisant.

Le travail des muscles est presque nul. Cette
position ne convient qu'aux professions qui n'exigent pas l'emploi de la force.

Station à califourchon. — Le point d'appui
réside également sur les ischions, mais il s'étend
au périnée ; les membres inférieurs jouent un
rôle actif, ils serrent, comme une pince, la poutre
ou le thorax de l'animal qu'on chevauche et sur
lequel repose le siège.

Les mouvements nécessaires pour prendre cette
position sont très complexes. Ils supposent l'intégrité parfaite des articulations et des muscles, et

une agilité spéciale des quatre membres et même du tronc.

En effet, non seulement les ouvriers ont à produire une série de mouvements d'abduction, de flexion et de rotation de leurs membres inférieurs pour se placer, se maintenir ou se déplacer dans cette position, mais encore ils sont obligés de monter à l'échelle, sur les échafaudages et de faire une gymnastique préliminaire pour arriver au lieu du travail.

Nous rapprocherons de cette position à califourchon, le mouvement des cordonniers qui serrent les genoux pour pincer leur matériel de travail, en faisant bien remarquer que, dans ce cas, le mouvement se produit sans être compliqué par l'effort à faire pour supporter le poids du corps, et qu'il est possible avec des membres déformés et atrophiés.

Station accroupie. — Dans la station accroupie ou agenouillée, toute l'étendue des mouvements articulaires et toute l'activité des muscles sont réquisitionnées. Le mouvement qu'il faut faire pour se relever est des plus difficiles ; c'est celui qui permet de juger le mieux de retour complet des fonctions musculaires.

Rotation. — Dans cet exposé de la physiologie du membre inférieur, nous avons négligé le mouvement de *rotation* ; il sert dans les mouvements de torsion du tronc qu'il complète ; il se passe, à la fois, dans les articulations tibio-tarsienne et coxo-fémorale, mais principalement dans cette dernière.

On l'observe, à un degré faible, mais continuellement répété chez les ouvriers ajusteurs ou limeurs; il devient très fréquent chez les terrassiers qui rejettent sur le côté la pelletée de terre qu'ils ont ramassée devant eux.

Effort. — S'il y a lieu à production d'effort local, les membres inférieurs doivent pouvoir se raidir et rester inflexibles ; l'intégrité de tous les muscles et la sûreté du point d'appui plantaire deviennent alors indispensables. La raideur pathologique des articulations ou le défaut d'un des points d'appui du pied diminueraient certainement sa puissance, mais ils ne feraient que l'amoindrir sans la supprimer complètement.

RÉSUMÉ

Les questions à poser pour juger de l'intégrité des fonctions ouvrières du membre inférieur sont donc les suivantes :

1º Marche à plat ;
2º Ascension ou descente, marche plan incliné ;
3º Station verticale ;
4º Station assise ;
5º Station accroupie ou à genoux ;
6º Station à califourchon ;
7º Rotation ;
8º Sensibilité ;
9º Effort.

CHAPITRE III

LA TÊTE ET LE TRONC

Dans ce troisième chapitre, nous réunissons l'étude des fonctions du tronc, de la tête et du cou.

Les fonctions locomotrices n'ont plus désormais le rôle dominant comme dans les membres. Il faut y joindre les fonctions des viscères ou des organes des sens, dont la conservation entière ou presque entière est indispensable à l'activité de l'ouvrier.

FONCTIONS OUVRIÈRES DU TRONC.

Cette partie du corps ne contribue qu'indirectement au travail par ses propres mouvements, mais elle fournit aux membres qui en sont les agents actifs, le point d'appui nécessaire.

Elle n'est pas divisible en régions plus ou moins importantes et l'évaluation de la perte totale de ses fonctions ne pourrait être moindre de 100 c'est-à-dire équivalente à la perte de la vie.

Sensibilité. — La question de sensibilité du tronc ne nous arrêtera pas longtemps.

La sensibilité cutanée n'est d'aucun secours ; mais la douleur qui siège dans les organes internes peut devenir un grand obstacle aux mouvements et surtout à l'effort.

Mouvements. — Le tronc coopère par ses mouvements propres au transport des mains au lieu du travail.

Flexion. — C'est ainsi que la *flexion* du tronc en avant est très souvent nécessaire dans un grand nombre de professions. Elle est un symbole du travail.

Nous nous représentons toujours l'homme laborieux penché sur son travail et le peuple, dans son style imagé, stigmatise le fainéant en disant « qu'il a les côtes en long », c'est-à-dire qu'il ne peut se baisser.

La colonne lombaire et l'articulation coxo-fémorale coopèrent à l'exécution des mouvements de flexion du corps en avant.

Les muscles postérieurs de la région dorsale produisent un travail énorme, dans certains cas, lorsque les bras sont employés comme de simples agents de traction. Tantôt le tronc se courbe en avant, par exemple, dans le halage, tantôt la partie supérieure du corps ayant été baissée pour recevoir ou soulever un fardeau doit se redresser et revenir à la rectitude. C'est aux mouvements de flexibilité du tronc que l'ouvrier doit alors recourir et leur valeur comme agent de travail devient alors considérable.

La flexion latérale du tronc est presque aussi souvent nécessaire que la précédente dans l'exercice des professions, mais l'amplitude de la force des mouvements est moins grande.

Rotation. — Le tronc participe à l'accomplissement du mouvement de rotation général de l'individu ; de plus, il peut être le siège de mouvements de torsion localisée qui se passent dans ses vertèbres dorsales.

Les trois mouvements de flexion en avant, flexion latérale et rotation s'associent très souvent ensemble pour produire un mouvement de torsion particulier qui, répété souvent sur des sujets jeunes, à muscles faibles et à os trop mous, aboutit à une mauvaise position professionnelle et plus tard à une déformation (la scoliose).

Les efforts. — Ce qui est spécial au tronc dans l'accomplissement du travail, c'est le point d'appui qu'il fournit aux membres lorsqu'ils entrent en activité pour produire des efforts.

C'est ici le lieu d'énumérer les diverses variétés d'efforts.

1° *Effort faible.* — Dans le cas d'effort faible tel que celui des ouvriers sédentaires, assis ou debout, n'ayant à déplacer que des matériaux ou des instruments de travail de poids léger (1 kilog. environ), la rigidité de la colonne vertébrale seule, qui est obtenue par l'action simultanée de l'élasticité de ses ligaments et la con-

traction de ses muscles, peut suffire à fournir la
base solide nécessaire au déplacement du bras en
activité.

2° *Effort thoracique.* — Si l'effort est notable,
mais modéré (5 à 10 kilog. en moyenne à soulever), à la rigidité de la colonne s'ajoute le dur-
cissement du thorax par immobilisation des côtes
et contraction de leurs muscles ; c'est le cas, par
exemple, lorsque le travail se localise aux bras
dont les muscles moteurs prennent de larges
points d'appui sur les côtes. Beaucoup d'ouvriers, qui travaillent debout ou assis devant
l'établi des usines, se trouvent dans ces conditions.

3° *Effort thoraco-abdominal.* — Si l'effort est
plus important (50 kilog. au moins), il faut compléter l'immobilisation du tronc. Il faut, à la rigidité du thorax, ajouter celle de l'abdomen.

On me permettra de revenir sur ce mécanisme.

Les poumons étant distendus par l'air qui y
est emprisonné par la fermeture de la glotte, sont
de véritables coussins élastiques, sur lesquels
s'appuient les parois thoraciques.

Lorsque le thorax est comprimé par la charge
que supporte le tronc ou par le resserrement
qu'exercent les muscles de la ceinture scapulaire
pendant le travail des bras, le refoulement des
coussins pulmonaires se transmet à l'abdomen.
Les parois abdominales, à leur tour, se contractent pour résister à la pression ainsi développée

et s'appliquent sur les viscères solides ou creux qu'elles entourent.

Il en résulte que le tronc devient rigide par la compression des organes qu'il contient et que la puissance de cette pression est proportionnelle au poids que doit soulever ou soutenir l'ouvrier en période de travail.

Tous les orifices par lesquels pourraient s'échapper les gaz ou les viscères comprimés, sont le siège d'une lutte dont ils ne sortent indemnes que si leur constitution est bonne ou leur fonction conservée.

Toutefois, leur fermeture absolue n'est pas indispensable, par exemple chez des ouvriers qui ont pris l'habitude de ne faire l'effort professionnel qu'en ouvrant la glotte : ainsi, les geindres, qui gémissent bruyamment en manipulant la pâte, et les matelots, qui tirent sur leurs cordages en poussant des cris spéciaux.

4° *Grand effort* (100 kilog. et plus). — Dans le but de produire l'effort thoraco-abdominal, l'ou. vrier se place le plus souvent debout, pour éloigner les côtes du bassin et tendre la paroi abdominale.

Dans le grand effort, il se campe pour avoir la situation la plus favorable. Les membres inférieurs sont écartés, pour que la base de sustentation soit augmentée.

Au moment où les bras entrent en lutte contre l'obstacle à vaincre, les parois du tronc et les muscles des membres inférieurs se contractent simultanément. C'est alors l'effort total des quatre membres et du tronc.

Comparaison de l'effort suivant les causes. — L'effort est toujours commandé par l'obstacle qu'il doit vaincre et la position de l'obstacle est caractéristique de la destination de l'effort.

Dans l'exercice du travail ouvrier, il est habituellement extérieur ; ce sont des matériaux ou des outils à soulever, c'est un fardeau à porter.

Dans l'accomplissement des fonctions vitales, en dehors du travail, le plus souvent, l'obstacle, est placé à l'intérieur du corps ; c'est une mucosité laryngée, bronchique ou nasale, qui provoque l'éternuement ou la toux. C'est un effort provoqué par le besoin de défécation. C'est une expulsion d'un produit de conception. L'acte, ainsi produit, est, avec raison, désigné sous le qualificatif d'effort expulsif.

Nous trouvons, dans l'industrie des verriers, une variété d'efforts qui ressemble à l'effort expulsif. En effet, l'air de la poitrine est chassé comme par un soufflet pour creuser le verre incandescent ; mais dans ce cas, l'effort tend nettement à se rapprocher des efforts ouvriers parce qu'il est provoqué par une cause externe, ce qui a sa valeur au point de vue de l'application de la loi sur les accidents du travail.

En terminant, disons que, dans la plupart des professions, les efforts de 50 et surtout de 100 kilogrammes sont relativement rares.

Fonctions vitales. — Le tronc contient des viscères appartenant aux appareils circulatoire, respiratoire, digestif et urinaire dont l'ouvrier ne tire pas une valeur spéciale au point de vue industriel, mais dont nous avons déjà signalé l'importance au point de vue travail en général par la voie détournée de l'entretien des forces et de la santé. Nul ne le contestera.

Cependant, c'est ici le lieu de faire remarquer que l'état maladif des viscères n'est pas incompatible avec le travail et que cela s'observe dans beaucoup de professions et même parmi celles qui nécessitent l'emploi de la force.

Il faut une mention toute spéciale pour la partie de l'axe cérébro-spinal qui est logée dans la cavité rachidienne et qui peut être blessée par les lésions de la colonne vertébrale.

La moelle épinière est un organe de la plus haute importance pour l'ouvrier, du moins en tant qu'agent de mouvement. Si la diminution de sa capacité sensible n'apporte que peu de troubles au travailleur, toute atteinte à sa puissance motrice, qui peut retentir non seulement sur le tronc mais sur les membres, aura pour suite une diminution de la valeur industrielle de l'individu blessé.

Il est donc indispensable de se poser dans l'examen des fonctions du tronc la question de son intégrité.

A cette même partie du corps sont annexés les organes génitaux.

Quel rapport peut avoir l'appareil génital dans

le travail ? C'est une question qui s'est déjà posée plusieurs fois à propos de la disparition d'un ou des deux testicules.

On a dit que la suppression de la sécrétion interne amenait des troubles généraux et surtout des troubles nerveux qui pouvaient diminuer la puissance de travail. Il est certain que, sur des sujets épuisés pour diverses causes, l'injection du liquide orchitique préparé suivant la méthode de Brown-Séquard, a produit parfois des résultats surprenants ; ce qui fait présumer de son importance dans l'état normal. D'autre part, les hommes privés de testicules depuis leur jeunesse ont, probablement à cause de la suppression de cet excitant interne, un facies et une configuration spéciaux dus à des troubles de développement ; mais, de ce que la présence dans le sang des sécrétions internes des testicules donne des allures de jeunesse, il ne s'ensuit pas qu'elle augmente les qualités professionnelles et on peut même dire qu'elle n'est pas indispensable au travail quand on voit, dans l'espèce humaine, les cryptorchides, et les eunuques, en fournir la même somme que les autres (1).

L'organe génital n'est nécessaire ni à la vie, ni au travail. Il a une fonction épisodique dans l'existence de l'individu.

Dans l'espèce humaine, il n'y a probablement

____

(1) Le P⁻ Berger a fait accepter en France cette thèse déjà admise en Allemagne (Becker).

pas le moindre trouble résultant de la suppression d'un seul testicule, puisque la sécrétion interne persiste ; il se pourrait qu'il n'y eût qu'un effet moral, résultant d'une suggestion et d'un état d'esprit conventionnel.

RÉSUMÉ

Les questions à poser pour juger de l'intégrité des fonctions ouvrières du tronc sont les suivantes :

1° Flexibilité ;
2° Rotation ;
3° Rigidité ou effort simple ;
4° Effort thoracique ;
5° Effort thoraco-abdominal ;
6° Valeur motrice de la moelle ;
7° Influence de la nutrition générale.

FONCTIONS OUVRIÈRES DU COU

Le cou remplit rarement un rôle actif dans le travail des ouvriers.

Cependant, il sert de point d'appui dans le cas de transport de fardeaux, placés sur les épaules.

Il est l'agent principal des mouvements de la tête, et c'est en aidant celle-ci à diriger les yeux vers l'objet du travail qu'il remplit sa fonction habituelle.

La gêne des mouvements de cette partie du corps peut donc être suivie d'une diminution des facultés productives du travailleur.

Il joue un rôle très important dans la nutrition générale par les voies digestives et respiratoires qui le traversent. Ses vaisseaux carotides et son corps thyroïde influent spécialement sur les fonctions cérébrales et ne sont pas sans influence sur le reste de l'individu.

Enfin, par la glotte, il aide à l'effort et, d'autre part, sert à l'émission des sons fondamentaux de la parole nécessaire à certaines professions.

RÉSUMÉ

Les questions à poser sur les fonctions du cou sont les suivantes :

1º Flexibilité ;
2º Rotation :
3º Influence spéciale sur la voix ;
4º Effort ;
5º Influence sur la nutrition générale.

FONCTIONS OUVRIÈRES DE LA TÊTE

L'extrémité céphalique ne contribue que rarement comme agent locomoteur à l'accomplissement du travail. Elle est employée comme support ou point d'appui, par les ouvriers qui portent des charges posées en équilibre sur son sommet ou appuyées sur la nuque. Elle sert très rarement comme agent de traction ou d'impulsion.

Des centres nerveux. — Mais si son côté mécanique est effacé, elle prend, d'autre part, dans le travail une importance capitale, comme agent de direction, par l'encéphale et les organes des sens qu'elle contient.

C'est de la boîte cranienne, où siègent les centres nerveux, que sont transmis aux diverses parties du corps les ordres de travail. Il nous paraît inutile d'insister sur ce sujet, la valeur industrielle du cerveau est indiscutable, quelle que soit la fonction qu'on étudie intellectuelle, motrice ou sensitive.

Sensibilité sensorielle. — Les organes des sens peuvent être considérés comme une expansion de l'encéphale vers la superficie du corps.

D'une manière générale, l'odorat et le goût n'ont aucun rôle dans le travail; cependant pour des professions toutes spéciales, ils peuvent être utilisés.

L'ouïe est plus importante pour les travailleurs, mais elle ne vient qu'en deuxième ligne. Elle est nécessaire pour les travaux qui s'exécutent au commandement. Elle prévient les accidents par la perception des bruits anormaux ou des appels d'alarme, mais elle devient inutile dans beaucoup de métiers.

C'est à l'aide de la vue que l'ouvrier trouve la position de ses matériaux et de ses outils de travail et qu'il dirige ses mouvements pour les employer.

Les yeux sont pour lui des agents de travail de la plus haute importance, qui non seulement sont tournés avec la face par l'action du cou, du côté le plus favorable aux besoins du labeur professionnel, mais encore jouissent de la faculté de se mouvoir par un appareil musculaire spécial.

L'amplitude du champ visuel en est ainsi considérablement augmentée.

Ces organes enchâssés dans la tête peuvent être comparés à la main emmanchée à l'extrémité du bras au point de vue de la valeur ouvrière spéciale qu'ils présentent.

La disparition de la vue apporte au travail un obstacle tel que la jurisprudence l'évalue à une incapacité totale bien que toutes les autres parties du corps restent intactes.

La vue présente à examiner les questions suivantes :

1° L'étendue du champ visuel ;

2° L'acuité de la vue, qu'il faut soigneusement différencier en deux variétés: l'acuité scientifique ou normale et l'acuité spéciale aux professions. Celle-ci n'est souvent que la moitié de la première et suffit à l'accomplissement des labeurs ouvriers ;

3° La vision des couleurs, indispensable à certaines professions, par exemple aux employés de chemins de fer pour voir les signaux ;

4° Les changements de direction des yeux, qui peuvent amener de la diplopie et des troubles de perception ;

5° Le fonctionnement des paupières qui assure l'intégrité des globes oculaires.

Sensibilité générale. — La sensibilité générale de la face et du crâne peut être considérée comme inutile à l'ouvrier.

Mouvements. — Les mouvements de totalité de la tête sont sous la dépendance des muscles cervicaux, nous n'y reviendrons pas.

Les muscles de la face seuls nous intéressent, ils servent très indirectement au travail ; ils peuvent produire des modifications dans l'émission de la parole et dans la faculté visuelle.

La parole. — L'articulation de sons émis par le larynx, est aussi une fonction ouvrière de la tête ; nécessaire souvent, elle n'est pas indispensable, car les muets trouvent des emplois et il existe des professions où abondent les sourds-muets.

Influence sur la nutrition générale. — De même que le cou, la face est traversée par les voies respiratoires et la partie supérieure du tube digestif, sur le rôle duquel nous ne reviendrons pas.

RÉSUMÉ

Les questions à poser pour les fonctions de la tête sont les suivantes :

1° Action de transport ;
2° Fonctions du système nerveux central ;
3° Fonction visuelle ;
4° Fonction auditive ;
5° Émission de la parole ;
6° Influence sur la nutrition générale.

TROISIÈME PARTIE

PERTES D'APTITUDE AU TRAVAIL EN GÉNÉRAL

Tableaux d'évaluation.

Ces évaluations ne sont que des moyennes concernant la réduction de capacité de travail en général seulement. (Voir page 6.)

Les tableaux ci-après ont été établis en supposant un blessé âgé de 30 à 40 ans, au moment de la consolidation de la blessure.

Les évaluations d'incapacité qu'ils indiquent peuvent être majorées ou diminuées en tenant compte :

de l'âge . . . . v. page 217
de l'accommodation . . . . . — 157
de l'état antérieur . . . . . — 222
de l'incapacité professionnelle. . — 153
de la multiplicité des lésions . . — 148

Nous avions dans un précédent travail envisagé seulement les blessures des membres, et nous avions pu en limiter les conséquences, à un petit nombre de variétés toutes palpables et visibles.

1. Amputations et désarticulations.
2. Ankyloses et raideurs.
3. Déformations.
4. Raccourcissement.
5. Pseudarthoses, articulations folles, luxations non réduites.
6. Amyotrophie réflexe.
7. Paralysie.

Dans cette nouvelle édition, nous suivrons encore cet ordre, mais en y ajoutant les troubles circulatoires.

Lorsque nous nous sommes occupé des conséquences des blessures des autres parties du corps, nous avons dû en ajouter quelques autres à cause des orifices, des conduits, des viscères qui s'y rencontrent. Ce sont des sténoses, des compressions, des ruptures, des ptoses ou des adhérences anormales.

Il nous a paru indispensable en outre, de nous préoccuper de ce que l'on appelle les affections viscérales post-traumatiques, et même des états antérieurs latents ou non, qui influencent le traumatisme ou sont influencés par lui.

Toutes ces affections sont perceptibles au sens du médecin qui les recherche, mais il reste une dernière catégorie de conséquences qui ont pour caractéristique d'échapper à l'observation médicale et de nous être révélées par les plaintes du blessé. Tels sont les troubles nerveux que l'on pourrait appeler conséquences invisibles. Nous y avons consacré un court chapitre.

CHAPITRE IV

INCAPACITÉS PERMANENTES DES MEMBRES THORACIQUES OU SUPÉRIEURS.

SOMMAIRE. — Amputations et désarticulations. — Ankyloses. — Raideurs. — Déformations. — Pseudarthroses. Articulations folles. — Luxations non réduites. — Paralysies. — Amyotrophie réflexe. — Troubles circulatoires.

Bras et avant-bras.

Nous prenons, comme base d'évaluation de la perte des membres supérieurs, les chiffres qui ont été adoptés d'un commun accord par les ouvriers, les patrons, les médecins et les juges, bien qu'ils puissent offrir sujet à discussion. Ces chiffres sont :

Pour le membre supérieur : côté actif, 75 0/0 ; côté passif, 60 0/0.

Pour la main : côté actif, 60 0/0 ; côté passif, 48 0/0.

Ils nous ont servi de point de départ pour calculer la réduction de valeur proportionnelle des lésions moins importantes pour les diverses conséquences des accidents dont les tableaux suivent :

Tableau destiné à montrer la série des d'évaluation et qui pourront être répétées leur seront soumis.

| | AMPUTATIONS OU | | | |
| | *Que deviennent les fonctions ouvrières* | | | |
	Flexibilité	Rotation	Écartement ou rapprochement du tronc	Élévation au-dessus de la tête
Épaule. Désarticulation..............	0	0	0	0
Bras. Amputation 1/3 moyen.............	0	0	possible	possible
Coude. Désarticulation..............	0	faible	id.	id.
Avant-bras. Amputation 1/3 moyen.....	possible	id.	id.	id.
Poignet. Désarticulation..............	id.	possible	id.	id.
Poignet. Désarticulation carpo-métacarpienne ou amputation dans le métacarpe..............	id.	id.	id.	id.

opérations qui ont conduit à nos chiffres
par les autres observateurs pour les cas qui

| DÉSARTICULATIONS du membre supérieur ? | | | | | PERTE DE VALEUR DE L'OUVRIER | |
Transport de la main au lieu du travail	Fonctions de la main	Sensibilité	Effort	La diminution des fonctions ouvrières pour le membre supérieur est	Membre actif	Membre passif
0	0	?	0	totale	75 0/0	60 0/0
0	0	?	0	9/10	67,5 0/0	54 0/0
0	0	?	0	9/10	67,5 0/0	54 0/0
0	0	?	0	8/10	60 0/0	48 0/0
0	0	faible	0	7/10	52,5 0/0	42 0/0
?	?	conservée	faible	3/5	45 0/0	36 0/0

On sait que la perte totale du membre supér. est évaluée à 75 0/0 memb. actif et 60 0/0 memb. passif. En divisant ces chiffres par la fraction obtenue dans la colonne précédente on a la perte réelle :

Tableau des questions à se poser pour l'évaluation des pertes des fonctions ouvrières des bras et avant-bras :

1. Flexibilité.
2. Rotation.
3. Écartement ou rapprochement du tronc.
4. Élévation au-dessus de la tête.
5. Transport de la main au travail.
6. Fonctions de la main.
7. Sensibilité.
8. Effort.

Amputations ou désarticulations

	Perte d'aptitude générale au travail	
	Membre actif	Membre passif
	Pour cent	Pour cent
Epaule. — Désarticulation.	75	60
Bras. — Amputation, partie moyenne.	67,5	54
Coude. — Désarticulation, partie moyenne	67,5	54
Avant-bras. — Amputation, partie moyenne	60	48
Poignet. — Désarticulation.	52,5	42
Poignet. — Désarticulation au niveau du métacarpe ou		

amputation dans le méta-
carpe (1).   45   36

Résections

Ces opérations se terminent tantôt par ankylose
ou raideur, tantôt par articulation folle. Nous
renvoyons donc aux tableaux qui s'y rapportent.

---

(1) Cette opération conserve un moignon mobile à l'extrémité de l'avant-bras, qui peut encore être utilisé pour
un certain nombre de fonctions ouvrières. Mais ce sont
celles du bras plutôt que celles de la main proprement dite.
C'est pour cela que nous faisons figurer cette intervention
dans ce tableau et non dans celui relatif à la main.

Tableau des questions à se poser pour l'évaluation des pertes des fonctions ouvrières des bras et avant-bras :

1	2	3	4	5	6	7	8
Flexibilité.	Rotation.	Écartement ou rapprochement du tronc.	Élévation au-dessus de la tête.	Transport de la main au lieu du travail.	Fonctions de la main.	Sensibilité.	Effort.

Ankylose de nature osseuse ou fibreuse

	Membre actif — Pour cent	Membre passif — Pour cent
Épaule. — Ankylose. — Bras tombant avec mobilité de l'omoplate. . .	19	15
Bras tombant avec fixation de l'omoplate	30 à 40	24 à 32
Coude. — Ankylose de la flexion, rectiligne. . .	56	45
id. courbe à 135°. .	56	45
id. » à 90°. .	19	15
id. » à 45°. .	25	20
Ankylose de la rotation avec flexion conservée et		

main inutilisable en supination.	56	45
Main utilisable en pronanation.	30	24
Ankylose de la rotation avec main utilisable, compliquée d'ankylose de flexion à 90°.	45	36
id. à 45°.	50	40
id. rectiligne . . .	60	48
Poignet. — Ankylose de la flexion, rectiligne ou en extension	9	7,5
Ankylose position fléchie.	37,5	30
Ankylose de la rotation, flexion conservée ou non avec main inutilisable en supination	56	45
Ankylose avec main utilisable en pronation. . .	19	15

Tableau des questions à se poser pour l'évaluation des pertes des fonctions ouvrières des bras et avant-bras :

1	2	3	4	5	6	7	8
Flexibilité.	Rotation.	Écartement ou rapprochement du tronc.	Élévation au-dessus de la tête.	Transport de la main au lieu du travail.	Fonctions de la main.	Sensibilité.	Effort.

Raideurs

Leur importance se mesure facilement par la comparaison de l'amplitude des mouvements conservés avec l'excursion normale des même segments du membre.

Voici en degrés l'amplitude de quelques mouvements du membre thoracique

Épaule. — Élévation. . . . . 180°
Écartement . . . . . . 180°
Flexibilité . . . . . . 240°

Mouvements de l'épaule et du coude combinés produisant la rotation totale. . . 320°
Coude. — Rotation sup. et pron. . . 180°
Rotation sup. et pron. . . 180°
Flexibilité. . . . . . . 150°
Poignet. — Flexibilité ant. postér. . . 150°
Flexibilité latérale. . . . 90 à 100°

Mais cela ne suffit pas, il faut encore apprécier si les mouvements conservés se produisent dans une zone favorable. Il existe des angles favorables et d'autres défavorables.

Nous les indiquons, chemin faisant.

Les raideurs sont dues à des lésions osseuses articulaires, ligamenteuses, tendineuses, musculaires ou même à des cicatrices superficielles.

La raideur due à la *contracture hystérique* est une affection susceptible de guérison dont on ne peut jamais dire qu'elle est en état de consolidation. Elle n'entre pas dans nos tableaux. Il en sera de même d'une contracture succédant à une paralysie par section nerveuse tant qu'il ne sera pas démontré qu'une opération ne peut remettre les choses en état normal.

*Evaluation de la perte d'aptitude au travail en
général par raideurs articulaires.*

Epaule. — L'angle favorable à l'utilisation des mouvements limités est compris entre la verticale et le plan horizontal en avant.

	Membre actif	Membre passif
	Pour cent	Pour cent
Angle de mobilité conservée favorable	16	13
Autres angles défavorables.	30	24

Tableau des questions à se poser pour l'évaluation des pertes des fonctions ouvrières des bras et avant-bras :

1	2	3	4	5	6	7	8
Flexibilité.	Rotation.	Écartement ou rapprochement du tronc.	Élévation au-dessus de la tête.	Transport de la main au lieu du travail.	Fonctions de la main.	Sensibilité.	Effort.

Coude. — L'angle favorable à l'utilisation des mouvements limités s'étend pour la *flexibilité* entre 75° et 105°. L'angle proximal compris entre 75° et la flexion complète est défavorable au travail, mais permet de porter la main à la bouche.

Mais l'angle le plus défavorable, tant pour le travail que pour l'alimentation, est l'angle distal, le plus voisin de la position d'extension complète.

	Membre actif	Membre passif
	Pour cent	Pour cent
Angle de mobilité conservée favorable	15	12
Angle défavorable distal. .	50	40
Angle défavorable proximal.	30	24

Dans les mouvements de *rotation*, plus l'angle

des mouvements limités est rapproché de la pronation complète, plus il est favorable.

Plus il est porté vers la position en supination, plus il est défavorable.

	Membre actif	Membre passif
	Pour cent	Pour cent
Angle de mobilité conservée favorable.	10	8
Angle défavorable	15 à 30	12 à 24

Poignet. — La flexibilité antéro-postérieure et la flexibilité latérale sont dans les meilleures conditions quand elles se produisent également de chaque côté de la verticale.

L'angle dans la flexion exagérée est défavorable.

	Membre actif	Membre passif
	Pour cent	Pour cent
Angle de mobilité conservée favorable	8	6,5
Angle défavorable. . . .	15 à 30	12 à 24

La raideur dans la rotation du poignet s'évalue comme celle du coude.

Déformations

Habituellement dues aux fractures ; elles comprennent les déviations d'axe, les cals exubérants et les saillies osseuses sous-cutanées.

Tableau des questions à se poser pour l'évaluation des pertes des fonctions ouvrières des bras et avant-bras :

1	2	3	4	5	6	7	8
Flexibilité.	Rotation.	Écartement ou rapprochement du tronc.	Élévation au-dessus de la tête.	Transport de la main au lieu du travail.	Fonctions de la main.	Sensibilité.	Effort.

	Perte d'aptitude générale au travail	
	Membre actif	Membre passif
	Pour cent	Pour cent
Humérus. — Partie moyenne saillie en dehors . .	7,5	6
Avant-bras avec changem. d'axe	15	12
Avant-bras avec soudure des deux os, voir ankylose de rotation.		
Radius. — Extrémité inférieure, déformation moyenne. .	7,5	6
— Déformation grave, avec modification de la direction de surface articulaire et subluxation de la main.	15 à 25	12 à 20

Pseudarthroses

Dans la continuité des os ou au niveau des extrémités articulaires.

	Membre actif	Membre passif
	Pour cent	Pour cent
Bras	50	40
Avant-bras, 2 os, serrée . .	25	20 (1)
lâche . .	50	40
— 1 os, serrée. .	15	12 (1)
lâche . .	25	20
Olécrane avec amyotrophie et conservation des mouvements.	10	8
— Avec ankylose ou raideur, voir l'évaluation de ces incapacités . .		

Articulations folles.

Epaule	50	40
Coude.	50	40 (1)
Poignet	15	12

---

(1) Ces états peuvent être améliorés par le port d'un appareil prothétique.

Tableau des questions à se poser pour l'évaluation des pertes des fonctions ouvrières des bras et avant-bras :

1	2	3	4	5	6	7	8
Flexibilité.	Rotation.	Écartement ou rapprochement du tronc.	Élévation au-dessus de la tête.	Transport de la main au lieu du travail.	Fonctions de la main.	Sensibilité.	Effort.

Néarthroses des articulations luxées non réductibles ou (non réduites).

	Perte d'aptitude générale au travail	
	Membre actif	Membre passif
	Pour cent	Pour cent
Épaule.		
Avec mouvements d'accommodation	18	14
Avec ankylose simple, mais suppression de mouvement	30 à 40	24 à 32
Ankylose et compression nerveuse ou atrophie du membre	40 à 75	32 à 60
Coude.		
Raideur consécutive avec mouvements d'accommodation	15	12

Raideur avec perte de la flexion et conservation de la rotation. . . . . . 15 à 50   12 à 40

Raideur avec compression nerveuse ou atrophie du membre . . . . . . 25 à 75   20 à 60

Poignet.

Il ne s'agit le plus souvent que de subluxations dues aux déformations de l'extrémité inférieure de l'avant-bras . . . . . . 8 à 25   6 à 20

Paralysie

Par compression dans une cicatrice ou un cal, par section, écrasement destruction quelconque.

	Membre actif	Membre passif
	Pour cent	Pour cent
Nerf radial, complète . . .	60	48
Nerf circonflexe	15	12
Nerf musculo-cutané. . . .	50	40

Névroses, v. page 143.

Les paralysies incomplètes doivent bien entendu être évaluées à un chiffre inférieur proportionnel à la persistance des fonctions du nerf.

N. B. — La paralysie constitue une perte considérable, même lorsqu'il reste quelques muscles en état de fonctionner, car ceux-ci ne tardent pas à se rétracter et, par suite, à rendre inutile le travail de leurs antagonistes.

Tableau des questions à se poser pour l'évaluation des pertes des fonctions ouvrières des bras et avant-bras :

1	2	3	4	5	6	7	8
Flexibilité.	Rotation.	Écartement ou rapprochement du tronc.	Élévation au-dessus de la tête.	Transport de la main au lieu du travail.	Fonctions de la main.	Sensibilité.	Effort.

Un appareil artificiel peut rendre le mouvement de flexion et permettre l'utilisation de la main qui sert très peu quand l'avant-bras ne peut plus se fléchir par lésion du musculo-cutané.

Amyotrophie traumatique réflexe.

Perte d'aptitude générale au travail

	Membre actif	Membre passif
	Pour cent	Pour cent
Muscles de l'Épaule . . .	5 à 20	4 à 15
id. *Bras*	5 à 35	4 à 28
id. *Avant-bras* . .	5 à 35	4 à 28
id. *Éminence thé-nar*	5 à 12	3 à 9

Troubles circulatoires

	Pour cent
Œdème	5 à 50

Anévrysmes circonscrits artériels ou artério-veineux.

Les anévrysmes du membre supérieur même ceux de l'aisselle peuvent être opérés sans grand danger et sans aucune suite en général ; leurs conséquences ne doivent être appréciées qu'après cette tentative, excepté chez des malades déjà tarés.

CHAPITRE V

INCAPACITÉS PERMANENTES DES MEMBRES THORACIQUES OU SUPÉRIEURS

Main.

SOMMAIRE. — Évaluation des incapacités à la suite de désarticulations. — Amputations. — Ankyloses. — Raideurs. — Sections des tendons. — Déformations. — Pseudarthroses. — Paralysie.

GÉNÉRALITÉS.

Ce qui domine dans la fonction du membre supérieur, c'est l'importance de la main.

La perte de la main entière équivaut à la perte de tout le bras ; telle est la solution simpliste donnée au problème, comme un axiome, dans quelques tableaux d'évaluation.

Ce principe constitue une exagération évidente ; il reste certainement, suivant la longueur du membre qui a été conservée, un espoir d'en tirer parti : nous l'avons indiqué plusieurs fois. Cette réserve faite, il n'est que trop vrai que les fonctions qui persistent dans un membre dépourvu de main sont très peu nombreuses et très peu importantes.

En tous cas, s'il s'agit de la main active, l'exercice de certaines professions devient impraticable.

L'appareil prothétique ne remplace jamais la main ; il se borne à cacher la difformité, à rendre la traction possible, grâce au point d'appui sur l'épaule ou sur le coude et il permet de fixer la matière à travailler, mais tous les ouvrages qui réclament de la force et de l'habileté se trouvent supprimés. La main intacte doit suppléer, par une nouvelle éducation, à la main détruite.

Si l'accident intéresse la main passive, la perte est bien moindre, car l'organe atteint fonctionne plutôt comme agent de fixation et peut, dès lors, être remplacé par un poids métallique, par une épingle, etc.

Nous rappelons que la perte totale de la main active a été évaluée à 60 0/0 et la perte totale de la main passive à 48 0/0.

*
* *

Tout doigt de la main a sa valeur relative, car chacun d'eux, à des titres divers, possède des fonctions multiples et véritablement utiles au travail.

Mais, si nous acceptons 4 0/0 pour un doigt quelconque de la main (médius ou annulaire), ce chiffre ne suffira plus pour un index, nous devrons l'élever à 12 0/0 et même à 15 0/0

Toute autre majoration nous semblerait exagérée et ce chiffre lui-même est une cote exceptionnelle applicable seulement à un ouvrier de valeur.

Remarquons d'ailleurs que la perte d'un index est, jusqu'à un certain point, réparable, parce que le médius peut remplacer son voisin.

Les termes classiques employés en France pour nommer les divers segments des doigts sont phalange, phalangine et phalangette, en allant de leur racine vers leur extrémité.

On les voit remplacés quelquefois par des chiffres, 1re, 2me et 3me phalange. C'est une cause d'erreur. Il vaut mieux dire phalange unguéale comme cela se fait en Allemagne, puis phalange métacarpienne et phalange intermédiaire quand on n'emploie pas les termes scientifiques désignés plus haut.

Tableau des questions à se poser pour l'évaluation des pertes des fonctions ouvrières de la main :

1	2	3	4	5	6
Préhension à pleine main, anneau pollici-digital et fourreau digital.	Préhension à la pince, bi, tri, quinti digitale.	Mouvement de roulement des doigts.	Propulsion par la paume ou le talon de la main.	Direction des outils.	Sensibilité.

Désarticulation

	Perte d'aptitude générale au travail	
	Main active	Main passive
	Pour cent	Pour cent
Pouce (Phalange unguéale)	6	4,8
— (Phalange métacarpienne). . . .	20	16
— (et son métacarpien)	30	24
Index (Phalange unguéale ou phalangette)	6	4,8
— (Phalange intermédiaire ou phalangine.	7,5	6
— (Phalange métacarpienne) . . .	12 à 15	10 à 12
Médius. (Phalange unguéale ou phalangette	0	0
— (Phalange intermédiaire ou phalangine) . . .	3	2,4
— (Phalange métacarp.)	4	3,2
Annulaire. (Voir Médius.)		
Auriculaire. (Phalange unguéale ou phalangette)	1	0,8
— (Phalange in-		

	Main active	Main passive
termédiaire ou phalangine). . .	6	4,8
Auriculaire. Phalange métacarp.). .	7,5	6
— (et son métacarpien). .	.10	8

Amputation dans la continuité des os

	Main active	Main passive
	Pour cent	Pour cent
Pouce. (Phalange unguéale)	5	3,8
— (Phalange intermédiaire ou phalangine)	19	15
— (et son métacarp.) .	29	23
Index. (Phalange unguéale ou phalangette.	5	3,8
— (Phalange intermédiaire ou phalangine	6,5	5
— (Phalange métacarp.). . . .	11 à 14	9 à 11
Médius. (Phalange unguéale ou phalangette)	0	0
— (Phalange intermédiaire ou phalangine). . .	2	1,4
— (Phalange métacarp.). . . .	3	2,2

Tableau des questions à se poser pour l'évaluation des pertes des fonctions ouvrières de la main.

1	2	3	4	5	6
Préhension à pleine main, anneau pollici-digital et fourreau digital.	Préhension à la pince, bi, tri, quinti digitale.	Mouvement de roulement des doigts.	Propulsion par la paume ou le talon de la main.	Direction des outils.	Sensibilité.

Perte d'aptitude générale au travail

	Main active	Main passive
	Pour cent	Pour cent
Annulaire (Comme le médius).		
Auriculaire (Phalange unguéale ou phalangette.)	0,9	0,7
— (Phalange intermédiaire ou phalangine).	5	3,8
— (Phalange métacarp.) . .	6,5	5
— (et son métacarpien) . .	9	7

Ankyloses de la main.

C'est de la possibilité de former l'anneau ou la pince que dépend la gravité de l'ankylose du pouce ; si la consolidation s'est faite dans une flexion modérée, le cas est plus favorable que si la position anormale est en extension forcée.

Pour les autres doigts, l'incurvation, même prononcée, est la conséquence la moins grave, chez la plupart des ouvriers, en tant qu'elle permet la préhension des outils ; l'expérience l'a définitivement démontré. Mais la position en extension forcée est déplorable ; le doigt mutilé est, en effet, non seulement inutile, mais encore nuisible, parce qu'il s'accroche à tout obstacle dans chaque tentative de travail.

Si le doigt est sclérosé dans son entier ou bien si seulement la peau est atrophiée ou atteinte d'autres troubles trophiques ou vaso-moteurs, le cas s'aggrave d'autant. Une amputation ou une désarticulation vaudrait mieux.

Un grand nombre de ces ankyloses, d'ailleurs, peuvent être améliorées par le traitement chirurgical, voir à ce sujet page 103.

L'ankylose d'un doigt est souvent plus gênante que l'amputation et il n'est point rare que les blessés nous demandent de les en délivrer par le bistouri quand elle est rectiligne.

Par contre les forgerons, les cochers, atteints de la rétraction des deux derniers doigts de la main, affection qu'on appelle maladie de Dupuytren, ne sont pas obligés de cesser leur travail malgré la courbure de leurs doigts.

Que l'ankylose provienne de l'adhérence articulaire ou tendineuse, ou de l'induration cicatricielle des parties molles, le résultat est le même.

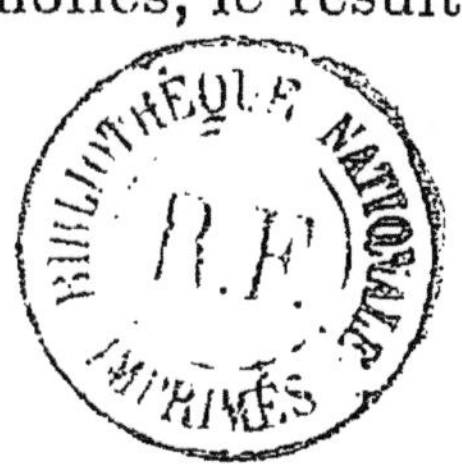

Tableau des questions à se poser pour l'évaluation des pertes des fonctions ouvrières de la main.

1	2	3	4	5	6
Préhension à pleine main, anneau pollici-digital et fourreau digital.	Préhension à la pince, bi, tri, quinti digitale.	Mouvement de roulement des doigts.	Propulsion par la paume ou le talon de la main.	Direction des outils.	Sensibilité.

ANKYLOSE EN EXTENSION OU VOISINE DE L'EXTENSION

Perte d'aptitude générale au travail.

		Main active	Main passive
		Pour cent	Pour cent
Articulation de la phalange unguéale.	Pouce . .	2	1.6
	Index. . .	2	1.6
	Médius . .	0.6	0.5
	Annulaire .	0.6	0.5
	Auriculaire.	0.6	0.5
Articulation moyenne phalango-phalanginienne.	Index. . .	3	2.5
	Médius . .	1.5	1.2
	Annulaire .	1.5	1.2
	Auriculaire.	2	1.6

Articulation métacarpo-phalangienne.	Pouce	7.5	6
	Index	7.5	6
	Médius	2	1.5
	Annulaire	2	1.5
	Auriculaire	4	3.2
Ankylose des trois articulations.	Index	15	12
	Médius	5	4
	Annulaire	5	4
	Auriculaire	10	8
Ankylose des deux articulations terminales.	Pouce	15	12
	Index	12	10
	Médius	3.5	1.6
	Annulaire	3.5	1.6
	Auriculaire	7.2	6
Ankylose de l'articulation trapezo-métacarpienne.	Pouce	20	16

Tableau des questions à se poser pour l'évaluation des pertes des fonctions ouvrières de la main :

1	2	3	4	5	6
Préhension à pleine main, anneau pollici-digital et fourreau digital.	Préhension à la pince, bi, tri, quinti digitale.	Mouvement de roulement des doigts.	Propulsion par la paume ou le talon de la main.	Direction des outils.	Sensibilité.

ANKYLOSE EN INCURVATION

Perte d'aptitude générale au travail.

		Main active	Main passive
		Pour cent	Pour cent
Articulation de la phalange unguéale.	Pouce . .	2	1.5
	Index . .	2	1.5
	Médius . .	0.6	0.5
	Annulaire .	0.6	0.5
	Auriculaire.	0.6	0.5
Articulation moyenne ou phalango-phalanginienne *à angle droit.*	Index. . .	3	2.4
	Médius . .	1.5	1.2
	Annulaire .	1.5	1.2
	Auriculaire.	1.5	1.2
Articulation métacarpo-phalangienne *à angle droit.*	Pouce . .	4	3.2
	Index. . .	4	3.2
	Médius . .	1	0.5
	Annulaire .	1	0.5
	Auriculaire.	1	0.5

Perte (1) de toutes les articulations en 1/2 flexion.	Pouce . .	7.5	6
	Index (2) .	6	5
	Médius . .	4	3
	Annulaire .	4	3
	Auriculaire.	4	3
Perte de toutes les articulations en flexion forcée.	Pouce . .	16	13
	Index. . .	15	12
	Médius (3) .	10	8
	Annulaire .	4	3
	Auriculaire.	4	3
Perte des deux articulations terminales du doigt en 1/2 flexion.	Index. . .	5	4
	Médius . .	3	2.4
	Annulaire .	3	2.4
	Auriculaire.	3	2.4
Perte des deux articulations terminales du doigt en flexion forcée.	Index. . .	10	8
	Médius . .	10	8
	Annulaire .	4	3.2
	Auriculaire.	4	3.2

---

(1) Dans une ankylose courbe portant sur les deux articulations moyenne et métacarpo-phalangienne il faut compter comme perdue l'extrémité du doigt, même si elle a conservé ses mouvements.

(2) La flexion de l'index à la racine, gêne sa fonction comme organe de toucher et d'exportation.

(3) La rétraction du médius interrompt la continuité du fourreau digital et supprime la préhension à poignée.

Raideurs

Les raideurs des doigts sont dues à des déformations articulaires, des adhérences tendineuses, des brides cicatricielles ou même des sections tendineuses. Voir contractures hystériques, page 81.

La variété de raideur due à la section des tendons de la main constitue une perte de fonction moins gênante que leur adhérence.

Quand il s'agit d'un tendon extenseur, le doigt se rétracte et se cache au milieu des autres, sans grand inconvénient.

Si c'est, au contraire, les fléchisseurs qui ont été supprimés, le doigt reste en extension et gêne davantage.

Si c'est un tendon du pouce qui est blessé, la première phalange n'obéit plus, elle est comme supprimée ; l'anneau pollici-digital, la pince digitale ne peuvent plus fonctionner ; on conçoit alors que l'importance de la perte augmente.

Celle-ci est donc proportionnée à ce qui subsiste de la fonction des tendons, et quand beaucoup de ces derniers sont coupés, l'atteinte peut être équivalente à la perte totale de la main.

La mesure de la limitation des mouvements des doigts est basée sur la connaissance du fait suivant. On sait que la pulpe digitale s'applique sur le pli médian transversal de la paume quand la main est bien fermée.

S'il y a raideur il suffit de chercher à l'aide d'un double décimètre la distance du pli, à la pointe de l'ongle dans les deux positions de flexion et d'extension maximum, après avoir demandé au blessé de faire tous ses efforts ; il faut vérifier ensuite si les mouvements peuvent être complétés par la pression de la main de l'explorateur. Pour admettre qu'il existe de *la raideur et non de l'ankylose*, il faut que l'étendue des mouvements dépasse 1 ou 2 centimètres.

Plus la mobilité des doigts est grande plus le cas est favorable. Mais encore faut-il tenir compte si cet angle de mobilité est placé entre la demi-flexion et l'extension complète, ou bien la demi-flexion ou la flexion complète.

On admet généralement que le deuxième cas est le plus favorable.

N. B. — Une opération peut améliorer la situation dans la plupart de ces cas. En faisant disparaître les phalanges unguéale et même moyenne, les muscles interosseux et lombricaux parviennent à fléchir suffisamment les phalanges métacarpiennes pour qu'elles rentrent dans le rang et se mettent à l'alignement des autres. Mais des soins bien dirigés pendant l'incapacité temporaire éviteront de semblables résultats.

Au point de vue des chiffres d'évaluation on peut admettre que la raideur détermine une perte moindre que l'ankylose et donner le tableau suivant.

Tableau des questions à se poser pour l'évaluation des pertes des fonctions ouvrières de la main :

1	2	3	4	5	6
Préhension à pleine main, anneau pollici-digital et fourreau digital.	Préhension à la pince, bi, tri, quinti digitale.	Mouvement du roulement des doigts.	Propulsion par la paume ou le talon de la main.	Direction des outils.	Sensibilité.

Raideurs

		Perte d'aptitude au travail en général	
		Main active	Main passive
		Pour cent	Pour cent
Mobilité conservée entre la 1/2 flexion et l'extension.	Pouce . .	7.5	6
	Index. . .	7.5	6
	Médius . .	2.5	2
	Annulaire .	2.5	2
	Auriculaire.	4	3.2
Mobilité conservée entre la 1/2 flexion et la flexion forcée.	Pouce . .	3.7	1.8
	Index. . .	3	1.5
	Médius . .	2	1
	Annulaire .	2	1
	Auriculaire.	2	1

Déformations

	Perte d'aptitude générale au travail.	
	Main active	Main passive
	Pour cent	Pour cent
Du deuxième *métacarpien* fracturé (1).	8,5	7
Du troisième *métacarpien* fracturé (2).	8,5	7
Chevauchement des deux derniers *métacarpiens* sur le carpe, luxation	50	40
Chevauchement de tous les *métacarpiens* sur le carpe, luxation	55	44

La déformation des *phalanges* intermédiaires et métacarpiennes équivaut quelquefois à la perte d'un doigt.

Pseudarthroses des doigts

	Main active	Main passive
	Pour cent	Pour cent
Phalange unguéale ou phalangette :		
Pouce.	5	3,8
Index.	4	3,2
Médius	1,2	1
Annulaire	1,2	1
Auriculaire	2,2	1

(1) Réduit les dimensions de l'anneau préhenseur.

(2) La saillie articulaire phalango-métacarpienne remonte dans la paume de la main.

*Phalange intermédiaire
ou phalangine et pha-
lange métacarpienne ou
phalange proprement
dite :*

Pouce.	5 à 20	4 à 16
Index.	5 à 15	4 à 12
Médius	4 à 5	3 à 4
Annulaire	4 à 5	3 à 4
Auriculaire	5 à 7	6

Articulations folles

Elles résultent des résections des phalanges ou
des métacarpiens et doivent être proscrites du
traitement des blessés du travail ; elles mènent à
la consolidation fausse ou précaire, et menacent
le blessé d'une nouvelle opération.

Paralysie

	Main active	Main passive
	Pour cent	Pour cent
Du nerf *radial* et du nerf *médian* par section au-dessus du poignet (Voir page 87).		
Tronc du nerf médian, par section à la main	12	10
Tronc du nerf cubital, par section à la main	12	10

La paralysie du nerf radial peut être améliorée,
dans une certaine mesure, par un appareil qui
redresse artificiellement le poignet et les doigts.

CHAPITRE VI

INCAPACITÉS PERMANENTES DES MEMBRES PELVIENS OU INFÉRIEURS

SOMMAIRE. — Évaluation des incapacités par amputations et désarticulations. — Ankyloses. — Raideur. — Déformation. — Raccourcissement. — Pseudarthrose. — Articulations folles. — Amyotrophie. — Paralysie. — Troubles circulatoires.

Généralités. — La perte d'un membre inférieur, par section au niveau de l'articulation de la hanche, est généralement cotée à un taux très élevé. Le chiffre est monté jusqu'à 75 et 85 p. 0/0. Le dernier chiffre est un peu fort, mais j'accepte plus volontiers le premier, parce que le tronc est atteint par les suites de la disparition même du membre, que l'équilibre du blessé devient plus difficile à maintenir et enfin que le prix d'achat et les frais d'entretien des appareils prophétiques sont très coûteux. Quand la mutilation est au-dessous de l'articulation, je m'en tiens à 60 p. 0/0.

En outre, il est de toute évidence que l'évaluation doit varier suivant la longueur du fémur qui reste : ainsi, elle sera moins forte, lorsque la destruction porte sur sa partie inférieure.

Quand l'amputé a retrouvé dans ses condyles

un point d'appui et surtout s'il peut porter un pilon, il ne faut pas dépasser 35 p. 0 0.

L'amputation d'une jambe représente également une perte moins grande que celle d'une cuisse.

Si la jambe est coupée au lieu d'élection, l'estropié peut marcher et travailler, tout en éprouvant quelque gêne : j'ai même observé un jeune amputé de jambe qui, devenu ouvrier de ferme, réussissait à monter aux échelles, à l'aide d'un petit crochet à son pilon.

La perte des fonctions du membre pelvien est bien moins grave que celle des fonctions du membre supérieur pour beaucoup de professions, nous en avons tenu compte.

En effet, les membres inférieurs agissent rarement comme agents du travail. Ils servent principalement au transport d'un lieu à un autre et à la disposition du corps dans les diverses variétés de stations nécessaires à l'accomplissement des fonctions des parties supérieures du corps.

La perte des membres thoraciques, au contraire, non seulement entrave le travail en général et la profession ouvrière, mais encore elle apporte une gêne considérable dans la vie de l'individu, lui enlève la facilité de mettre ses vêtements, de vaquer aux soins de sa toilette, de porter les aliments à sa bouche ; elle le place sous la dépendance d'autrui pour beaucoup de besoins de la vie.

Parmi les orteils, le premier et le cinquième méritent seuls une évaluation ; l'incapacité résultant de la disparition des autres est presque nulle ;

on ne la compte pas en elle-même et j'ai cité, à l'appui de cette appréciation, des cas où leur destruction n'a eu, même sur la marche, aucune influence fâcheuse.

Les deux membres inférieurs sont appelés à rendre des services identiques et doivent être considérés tous deux comme égaux en valeur.

Nous évaluons les pertes, tout en faisant les mêmes restrictions que page 71 à propos de l'âge, etc.

Tableau des questions à se poser pour l'évaluation des pertes des fonctions ouvrières des membres inférieurs :

1º Marche à plat ;
2º Ascension ou descente, plan incliné ;
3º Station verticale ;
4º Station assise ;
5º Station accroupie ou à genoux ;
6º Station à califourchon ;
7º Rotation ;
8º Sensibilité ;
9º Effort.

Tableau des questions à se poser pour l'évaluation des pertes des fonctions ouvrières des membres inférieurs :

1	2	3	4	5	6	7	8	9
Marche à plat.	Ascension ou descente, plan incliné.	Station verticale	Station assise.	Station accroupie ou à genoux.	Station à califourchon.	Rotation.	Sensibilité.	Effort.

Amputations et désarticulations.

	Perte de l'aptitude générale au travail. — Pour cent
Hanche. — Désarticulation. . .	75
Cuisse. — Amputation au-dessous du trochanter.	60
Amputation au 1/3 supérieur	50
Amputation au 1/3 inférieur	45
Amputation intercondylienne	37,5
Genou. — Désarticulation du genou	37,5
Jambe. — Amputation au 1/3 supérieur, ou lieu d'élection. . . .	30 à 35

	Amputation au 1/3 inférieur	25 à 35
	Amputation de Guyon	25 à 35
Pied. —	Désarticulation de Pirogoff ou sous-astragalienne	20
	Désarticulation de Chopart	20
	Amputation de Lisfranc	18 à 20
	Désarticulation du premier métatarsien et de son orteil . .	15
	Désarticulation du cinquième métatarsien et de son orteil . .	10
	Désarticulation de tous les orteils. . . .	10
	Désarticulation du gros orteil. . . .	8
	Désarticulation de sa phalange unguéale.	. 4
	Désarticulation du petit orteil. . . .	1
	Désarticulation d'un autre orteil . . .	1
	Désarticulation d'une seule phalange d'un orteil autre que le premier	0

Ankyloses

		Pour cent
Hanche. — Position rectiligne	.	37,5
Position incurvée.	.	30
Genou. — Position rectiligne.	.	20
Position incurvée	. .	15
Cou-de-pied. — Position à angle droit	. . . . .	5
Mauvaise position	.	5 à 30
(Voir raideur).		
Orteils. — Position rectiligne des orteils, principalement du gros orteil.		3
Mauvaise position des orteils	. .	7,5 à 15

Il faut observer que l'ankylose dite vicieuse du genou, c'est-à-dire à angle plus ou moins marqué, est plus favorable à l'ouvrier que l'ankylose rectiligne : la marche, en particulier, est plus facile, parce que le membre déformé oscille naturellement sans avoir besoin de faire le mouvement de faucher.

L'ankylose qui se manifeste à la suite des résections du genou fait exception à cette règle : elle est rectiligne, mais elle s'accompagne toujours du raccourcissement du membre ; le raccourcissement vient donc ici en aide à l'opéré. La combinaison de deux accidents, dont chacun, envisagé isolément, a des conséquences fâcheuses, aboutit en définitive à un résultat favorable, l'un des accidents atténuant l'autre. C'est un point qu'il est bon de noter.

L'ankylose en mauvaise position du cou-de-pied peut être corrigée par l'amputation ou une résection. Nous ferons la même observation à propos de l'orteil en marteau.

Raideurs

Nous ne reviendrons plus sur les causes des raideurs exposées déjà à propos des membres supérieurs.

La raideur du cou-de-pied, la raideur des genoux, la raideur des hanches sont évaluées d'ordinaire à très haut prix : en général, on considère chacune de ces lésions comme équivalente à la perte d'un membre, mais cette évaluation n'est exacte que pour certaines positions de l'articulation lésée.

J'ai vu des peintres coxalgiques ou ankylosés du genou monter sur l'échelle et y travailler.

Pour le pied, je connais des ouvriers ankylosés depuis de longues années et qui ont continué à très bien marcher.

A propos des raideurs dues aux contractures hystériques, voir page 81.

Tableau des questions à se poser pour l'évaluation des pertes des fonctions ouvrières des membres inférieurs :

1	2	3	4	5	6	7	8	9
Marche à plat.	Ascension ou descente, plan incliné.	Station verticale.	Station assise.	Station accroupie ou à genoux.	Station à califourchon.	Rotation.	Sensibilité.	Effort.

Raideurs

	Perte de l'aptitude générale au travail — Pour cent
Hanche. — Angle de mobilité conservée favorable ou de la verticale à 45° en avant	15 à 20
Angle défavorable . . .	30 à 35
Genou. — Angle favorable de la verticale à 25 ou 45° en arrière	0 à 15
Angle défavorable. . .	10 à 20
Cou-de-pied. — Angle favorable 15° de chaque côté de l'angle droit . .	0 à 10

Angle défavorable, pieds bots traumatiques (1). . . .	5 à 25
Calcanéum et *astragale*. — Raideurs consécutives aux fractures de ces os	15
Avec perte du point d'appui et douleur	30
Avec pied bot (1).	

Déformations

	Perte de l'aptitude générale au travail — Pour cent
Cuisse. — Col du fémur. Coxa-vara.	30 à 75
Partie moyenne. Cas léger. Courbure en dehors et en avant.	5
Partie moyenne. Incurvation marquée. .	18 (1)
Partie inférieure. Saillie anguleuse en arrière.	18
Genou. — Cas léger. Exostoses sans lésions intraarticulaires . . .	0 à 10

____

(1) Cet état qui constitue une consolidation précaire ou fausse, peut être amélioré par une opération.

Cas extrême avec lésions intra-articulaires. Elles doivent être évaluées soit comme des *raideurs*, soit comme des *ankyloses*, soit comme des articulations folles. (V. les tableaux afférents à la question).

Jambe. — Partie moyenne. Fracture du tibia seul. Saillie tibiale ne blessant pas la peau. ... 5 (1)

Partie moyenne. Fracture d'un seul ou des deux os s'il existe une déviation de l'axe du membre et s'il se produit une gêne dans les fonctions du cou-de-pied. . . . . . 18 à 35

Tarse. . . . . . 15 à 25

Métatarse. . . . . 10 à 25

---

(1) Les déformations légères, ne déterminant pas de saillie supérieure à 2 centimètres, n'entraînent pas d'infirmité, à moins qu'elles n'affectent le bas de la jambe, gênant ainsi le port d'une chaussure.

Parmi les déformations plus graves, beaucoup peuvent être corrigées.

En cas de forte saillie et d'amincissement de la peau une opération peut être tentée sans danger.

Dans quelques cas, compliqués de *sclérose*, éléphantiasis ou *ulcères incurables*, il n'y aura d'autre recours qu'une amputation qui laisserait subsister une incapacité moins considérable. Il y aura donc lieu, quelquefois, de proposer au blessé cette intervention, qui ne compromet pas son existence.

Mais les soins bien dirigés pendant la période d'incapacité temporaire doivent rendre une semblable terminaison tout à fait exceptionnelle. Il serait véritablement honteux qu'elle fût la conséquence d'un traitement médical. Il faut du reste bien faire remarquer que la déformation qui inspire la pitié et dispose à une exagération de l'évaluation de la perte, aboutit habituellement après un temps plus ou moins long à une utilisation presque normale du membre blessé.

Tableau des questions à se poser pour l'évaluation des pertes des fonctions ouvrières des membres inférieurs :

1	2	3	4	5	6	7	8	9
Marche à plat.	Ascension ou descente, plan incliné.	Station verticale.	Station assise.	Station accroupie ou à genoux.	Station à califourchon.	Rotation.	Sensibilité.	Effort.

Raccourcissements.

Perte de l'aptitude générale au travail.

		Pour cent
Cuisse. — De 2 à 3 centimètres.		5
De 3 à 6 centimètres.		10 à 15
Au-dessus de 6. . .		15 à 30
Jambe. — De 2 à 3 centimètres.		5
De 3 à 6.		10 à 15
Au-dessus de 6. . .		15 à 30

N. B. — Le raccourcissement, qui suffit à produire par lui seul la claudication, peut être corrigé quelquefois par des chaussures orthopédiques.

Pseudarthroses.

	Pour cent
Cuisse.	60
Jambe (tibia seul).	25 à 35
Rotule avec amyotrophie et conservation des mouvements	10

Avec ankylose, raideur articulaire ou articulation
folle, voir les évaluations
à leur sujet.

Articulations folles.

Par exemple, à la suite de résection, d'hydar-
throses chroniques.

	Pour cent
Hanche	70
Genou	30 à 40

Néarthroses des luxations non réduites.

	Pour cent
Hanche avec conservation de la marche	33
avec perte de la marche .	33 à 70

Amyotrophie traumatique réflexe.

	Perte de l'aptitude générale au travail. Pour cent
Cuisse. — Atrophie totale . . .	33
Atrophie de la partie antérieure. . . .	10
Jambe. — Atrophie totale. . .	30
Atrophie de la partie antérieure	15

Paralysie.

	Pour cent
Total du membre pelvien . . .	60
Du nerf sciatique entier. . . .	40
Du nerf *sciatique poplité* externe à partir du péroné.	10 à 15
Du nerf *crural*	10

Les pieds-bots succèdent souvent à ces paralysies et nécessitent l'usage d'appareils ou exigent des opérations.

Troubles circulatoires.

	Pour cent
Œdème	5 à 50
Phlébite.	5 à 75

Anévrysmes circonscrits artériels ou artérioveineux : Ils peuvent tous, même ceux du pli de l'aine, être opérés sans grand danger, excepté chez les malades déjà tarés, on ne les appréciera qu'après cette tentative.

Les varices rentrent dans la catégorie des états antérieurs et l'ulcère et la phlébite qui en dépendent ne sont que des aggravations.

CHAPITRE VII

INCAPACITÉS PERMANENTES DU TRONC

SOMMAIRE. — Évaluation des incapacités du tronc par lésions générales du tronc. — *Thorax*. — Pertes de substance, plaies, fractures. — Déformation. — Luxations non réduites. — *Abdomen*. — Lésions de la paroi postérieure. — Id. de la paroi antérieure. — Hernies. — Perte des organes génitaux. — Déformations. — Ankyloses. — Sténoses. — Pseudarthroses. — Paralysies, ptoses. — Lésions des viscères internes. — Troubles fonctionnels. — Troubles circulatoires.

Tableau des questions à se poser pour l'évaluation des pertes des fonctions ouvrières de tronc :
1º Flexibilité ;
2º Rotation ;
3º Rigidité ou effort faible ;
4º Effort thoracique ;
5º Effort thoraco-abdominal ;
6º Fonction de la moelle ;
7º Influence sur la nutrition générale.

Pertes de substance, plaies.

	Perte de l'aptitude générale au travail.
	Pour cent
Cicatrices cutanées formant des brides qui gênent les mouvements des membres	10 à 75
Cicatrices sans brides gênantes, mais avec ulcération inguérissable	10 à 50

Lésions du thorax.

	Pour cent
Plaies pénétrantes de poitrine suivies de hernie du poumon . .	25
Id.　adhérence pleurale . . .	0 à 25

Déformation due soit à des fractures, des luxations ou des arthrites.

	Pour cent
Colonne vertébrale. — Scoliose ou cyphose.	10 à 30 (1)
Avec courbure exagérée (Kummel)	10 à 50

---

(1) Port d'un appareil prothétique.

Tableau des questions à se poser pour l'évaluation des pertes des fonctions ouvrières du tronc :

1	2	3	4	5	6	7
Flexibilité.	Rotation.	Rigidité ou effort faible.	Effort thoracique.	Effort thoraco-abdominal.	Fonction de la moelle.	Influence sur la nutrition générale.

	Perte de l'aptitude générale au travail — Pour cent
Avec compression de paires nerveuses.	30 à 60 (1)
Avec compression de la moelle et paralysie partielle	30 à 100
Côtes. — Cal ordinaire de 1 côte. .	0
— Cal avec saillie extérieure ou accrochement de l'omoplate.	10 à 25 (1)
Thorax. — Fracture d'un grand nombre de côtes avec déformation thoracique et gêne respiratoire. . .	30 à 60
Sternum. — Enfoncement sternal .	10 à 20
Id. avec lésions pro-	

____

(1) État amélioré par une opération.

fondes du cœur, des
vaisseaux ou du pou-
mon . . . . 10 à 100

Clavicule. — Déformation de la clavicule.   0

— Cal blessant la peau.   15 (1)

— Cal blessant les plexus
nerveux superficiels.   15 (1)

— Cals blessants les troncs
vasculo·nerveux pro-
fonds . . . . . . 25 à 60 (1)

Omoplates. — Déformation du bord
spinal. . . . . . 3 à 10

— Fracture intra-articu-
laire. . . . . . 20 à 30 (1)

Luxations non réduites.

	Pour cent
Clavicule extrémité externe . . .	0 à 5
Clavicule extrémité interne. . . .	0 à 10

Lésions de l'abdomen.

PLAIES, RUPTURES, HERNIES.

	Pour cent
Région lombaire. Rupture des muscles de la masse sacro-lombaire. . . .	0 à 5

Paroi antérieure.

Éventration ou éviscération consécu-

---

(1) Etat amélioré par une opération.

Pour cent

tive aux plaies, opérations ou ruptures musculaires par choc ou éclate-
ment.   .   .   .   .   10 à 40

Tableau des questions à se poser pour l'évaluation des pertes des fonctions ouvrières du tronc :

1	2	3	4	5	6	7
Flexibilité.	Rotation.	Rigidité ou effort faible.	Effort thoracique.	Effort thoraco-abdominal.	Fonction de la moelle.	Influence sur la nutrition générale

Pour cent

Hernie avec rupture musculaire par
effort violent.   .   .   .   .   10 à 20 (1)
Hernie douloureuse.   50
Hernie par effort dilatant un orifice
sans rupture musculaire ou tendi-
neuse.   .   .   .   .   10 à 20
Cure radicale réussie   .   .   .   .   .   .   0 à 10
Hernie irréductible après trauma.   .   3 à 12
Hernie préparée par prédisposition,
son apparition à l'extérieur à la
suite d'accident.   .   .   .   .   0 à 5

(1) État amélioré par une opération.

Hernie préexistante augmentée de volume par effort :

Si elle était maintenue.	3 à 10
Si elle ne l'était pas	0 à 3

La multiplicité des hernies n'en augmente pas mathématiquement l'évaluation, on peut considérer ces hernies multiples comme une éventration. . . . . 10 à 50

Organes génitaux.

Verge. — Perte.	0
Testicule. — Perte d'un.	0 à 5
Perte de deux . . .	0 à 20

Déformations.

	Pour cent
Saillie anormale du *bassin* fracturé.	10 à 15
Déformation du *bassin* avec compres- sion nerveuse.	15 à 50 (1)
Id. avec troubles ou fistules urinaires.	20 à 100 (1)
Déformation de la colonne lombaire (même évaluation que page 122).	

Ankylose.

	Pour cent
Colonne vertébrale lombaire. . .	15 à 30

Sténoses.

	Pour cent
Canal de l'*urèthre*.	5 à 15

---

(1) État amélioré par une opération.

Tableau des questions à se poser pour l'évaluation des pertes des fonctions ouvrières du tronc :

1	2	3	4	5	6	7
Flexibilité.	Rotation.	Rigidité ou effort faible.	Effort thoracique.	Effort thoraco-abdominal.	Fonction de la moelle.	Influence sur la nutrition générale.

Pseudarthroses.

Perte de l'aptitude générale au travail

Pour cent

Pseudarthrose de la *clavicule* . . .	0 à 10
Relâchement de la symphyse du *pubis*	10

Paralysie.

Pour cent

Incontinence d'urine	20 à 100
Incontinence des matières fécales .	50 à 100

Névroses, voir maladies post-traumatiques, page 142.

Conséquences des blessures ou déchirures des organes internes

Ptoses viscérales.

	Pour cent
Rein mobile.	0 à 50 (1)
Foie mobile.	0 à 20 (1)
Varicocèle	0 à 5 (1)

Ruptures, adhérences.

Poumon. — Adhérences pleuro-pulmonaires par suite d'éclatement du poumon . . . . .   0 à 25

Cœur. — Troubles cardiaques à la suite de ruptures des valvules cardiaques, lésion compensée .   25 à 75

    Asystolie   100

Foie. — Rupture suivie d'hépatite .   10 à 50

    Rupture suivie d'adhérences péritonéales (2). . . . . .   10 à 50

Rate. — Rupture suivie d'adhérence   5 à 25

    Rupture suivie d'extirpation .   15 à 35

Rein. — Perte d'un rein (2). . .   50

Estomac. — Ulcère traumatique .   10 à 100

Intestin (2).

---

(1) Etat amélioré par une opération.

(2) Les fistules biliaires ou urinaires et les anus contre nature ne peuvent être matière à évaluation que s'ils sont incurables. L'anus contre nature, large, équivaut à une incapacité totale. La fistule stercorale ou urinaire ou biliaire est moins grave et varie de 15 à 50 0/0.

Tableau des questions à se poser pour l'évaluation des pertes des fonctions ouvrières du tronc :

1	2	3	4	5	6	7
Flexibilité.	Rotation.	Rigidité ou effort faible.	Effort thoracique.	Effort thoraco-abdominal.	Fonction de la moelle.	Influence sur la nutrition générale.

Troubles fonctionnels.

	Perte de l'aptitude générale du travail
	Pour cent
Polyurie	15 à 30
Diabète	0 à 100

Troubles circulatoires.

	Pour cent
Anévrysmes de l'aorte et du tronc brachio-céphalique	100
de la sous-clavière	50 à 100

CHAPITRE VIII

INCAPACITÉS PERMANENTES DU COU

SOMMAIRE. — Évaluation des incapacités du cou par perte de substance. — Déformation. — Sténoses. — Amyotrophies. — Paralysies.

Tableau des questions à se poser pour l'évaluation des pertes des fonctions ouvrières du cou :

1° Flexibilité ;
2° Rotation ;
3° Voix ;
4° Effort ;
5 Influence sur la nutrition générale.

(Voir page 71 à propos de l'âge, etc.).

Perte de substance, plaies.

	Perte de l'aptitude générale au travail — Pour cent
Ablation du larynx.	75 à 100
Fistule salivaire.	3 à 5

Déformations.

par fractures, exostoses, cicatrices, luxations, arthrites, etc.

	Pour cent
Colonne vertébrale. — Torticolis osseux	10 à 20
Déformation avec courbure exagérée (Kummel)	25
Avec compression de racines nerveuses	25 à 60 (1)
Avec compression de la moelle et paralysies partielles.	30 à 100
Muscles. — Torticolis musculaire. .	3 à 15

Ankyloses.

Vertèbres cervicales supérieures. .	25 à 60
— cervicales inférieures. .	15 à 25

(1) État amélioré par une opération.

Tableau des questions à se poser pour l'évaluation des pertes des fonctions ouvrières du cou :

1	2	3	4	5
Flexibilité.	Rotation.	Voix.	Effort.	Influence sur la nutrition générale.

Sténoses.

	Perte de l'aptitude générale au travail — Pour cent
Oblitération d'une *jugulaire* avec troubles circulatoires.	10 à 30
Oblitération d'une *carotide* sans troubles cérébraux	0
Oblitération d'une *carotide* avec troubles cérébraux	10 à 75
Rétrécissement du *larynx* avec trachéotomie permanente.	15 à 80
Rétrécissement du *pharynx* . . .	15 à 75

Amyotrophies traumatiques réflexes.

	Pour cent
Des muscles de la nuque amenant une déformation de la colonne. .	10 à 20

Paralysies.

	Pour cent
Arrachement du *plexus brachial*. .	75
Lésions des divers nerfs du plexus, voir les tableaux bras et main.	
Paralysie d'un *récurrent*.	10
Paralysie d'un *pneumo-gastrique* avec troubles cardiaques ou laryngés	10 à 100
Paralysie du nerf *phrénique* ou diaphragmatique.	25 à 50
Paralysie du *sympathique* avec troubles oculaires.	0 à 10
Paralysie du sympathique avec troubles cérébraux	0 à 100
Névroses, voir maladies post-traumatiques, page 143.	

CHAPITRE IX

INCAPACITÉS PERMANENTES DE LA TÊTE

SOMMAIRE. — Évaluation des incapacités par perte de substance. — Déformation. — Sténoses. — Pseudarthrose. — Atrophie musculaire. — Convulsions. — Paralysies.

Plaies, perte de substance

Tableau des questions à se poser pour l'évaluation des pertes des fonctions ouvrières de la tête :

1° Agent de transport ;
2° Parole ;
3° Vue ;
4° Ouïe ;
5° Fonctions de l'encéphale ;
6° Nutrition générale.
(Voir page 71 à propos de l'âge, etc.)

	Perte de l'aptitude générale au travail Pour cent
Nez. — Destruction	0 (1)
Avec retentissement sur les voies respiratoires. . .	15
Lèvres. — Disparition d'une des. .	0 à 10
Avec écoulement de salive	20
Langue. — Perte complète. . . .	0 à 10
Mâchoire inférieure. — Disparition de la moitié de la	0 à 10 (1)
Disparition du corps de la. . .	10 à 20
Disparition de dents	0 (1)
Mâchoire supérieure. — Disparition de la moitié	0 à 10
Fistule salivaire. — Canal de Stenon.	0 à 5 (2)
Paupières. — Perte d'une. . . .	0 à 5
Avec épiphora et troubles visuels. . .	5 à 10
OEil. — Perte du globe entier d'un œil.	15 à 33
Des deux yeux ou cécité complète	100
Cornée. — Perte de transparence .	0 à 33
Milieux transparents, id.	0 à 33
Cristallin. — Luxation.	0 à 15

(1) Ces états peuvent être améliorés par le port d'un appareil prothétique.

(2) État amélioré par une opération.

Tableau des questions à se poser pour l'évaluation des pertes des fonctions ouvrières de la tête:

1	2	3	4	5	6
Agent de transport.	Parole.	Vue.	Ouïe.	Fonctions de l'encéphale.	Nutrition générale.

Perte de l'aptitude générale au travail

—

Pour cent

Rétine. — Décollement, un œil. . 15 à 33

Deux yeux ou cécité complète. 100

Cheveux. — Perte. 0

Barbe. — Perte. 0

Sourcils. — Perte. 0

Cils. — Perte . . . . 0 à 5

Cuir chevelu. —Arrachement; scalp. 0 à 15

Crâne. — Disparition d'une partie de la boîte (Trépanation). . 0 à 20 (1)

(1) État pouvant être amélioré par prothèse.

Déformation par fractures, exostoses, cicatrices.

	Pour cent
Crâne. — Enfoncement sans retentissement nerveux . .	0
Enfoncement avec réaction nerveuse, soit :	
Monoplégie	10 à 75 (1)
Hémiplégie	100 (1)
Epilepsie jacksonnienne.	33 à 100
Nez. — Enfoncement	0
Enfoncement avec troubles respiratoires par déviation des cloisons.	0 à 5
Maxillaire supérieur. — Enfoncement simple	0
id. avec oblitération des voies lacrymales	10
id. avec oblitération du sinus maxillaire. . .	10 (1)
Maxillaire inférieur. — Déformation.	0 à 5
Cuir chevelu. — Cicatrices. . . .	0 à 5
Face. — Bride cicatricielle. Chéloïde.	0

(1) Etat pouvant être amélioré par une opération.

Tableau des questions à se poser pour l'évaluation des pertes des fonctions ouvrières de la tête :

1	2	3	4	5	6
Agent de transport.	Parole.	Vue.	Ouïe.	Fonctions de l'encéphale.	Nutrition générale.

Sténoses ou rétrécissements.

	Perte de l'aptitude générale au travail — Pour cent
Buccale. — Laissant passer les solides (1)	0
ne laissant passer que les liquides.	5 à 25 (2)
Nasale. — Unilatérale	0
Bilatérale	5 à 10 (2)
Palpébrale. — Suivant les troubles de la vue et le nombre d'yeux atteints	0 à 50 (2)
Conduits lacrymaux. — Points et sacs lacrymaux.	0 à 5

(1) Si la sténose gêne l'émission de la parole, elle mérite une évaluation pouvant attendre 5 0/0.

(2) Etat amélioré par une opération.

Ankylose articulaire ou fibromusculaire

	Pour cent
Mâchoire inférieure, incomplète laissant passer les solides . . .	0
id. avec les dents serrées . . .	20 à 33 (1)
Contracture du masséter. . . .	0 à 10 (1)

Pseudarthrose.

	Pour cent
Maxillaire inférieur	0 à 5

Atrophie musculaire.

	Pour cent
Avec rétraction amenant l'asymétrie frontale	0
la déviation de la bouche, et la perte de salive	0 à 10

Convulsions musculaires

	Pour cent
Nystagmus	0 à 3

---

(1) État amélioré par une opération.

Tableau des questions à se poser pour l'évaluation des pertes des fonctions ouvrières de la tête :

1	2	3	4	5	6
Agent de transport.	Parole.	Vue.	Ouïe.	Fonctions de l'encéphale.	Nutrition générale.

Paralysies.

par section, écrasement, inflammation des nerfs.

Perte de l'aptitude générale au travail

—

Pour cent

Nerf facial. — Perte de toute fonction de tout le nerf.	0 à 15
id. l'orbiculaire des paupières restant sain.	0 à 5
Nerfs moteurs de l'œil. — Strabisme simple	0 à 15
avec diplopie . . .	15 à 25
Nerf trijumeau. — Anesthésie simple	0
Troubles trophiques de l'œil (un œil) .	15 à 33
Nerf olfactif	0
Nerf auditif. — Une oreille . . .	0 à 10

deux oreilles . . . .   10 à 50
Nerf optique. — Un œil . . . .   15 à 33
    Deux yeux ou cécité complète.   100
Névralgie spasmodique ou tic con-
    vulsif de la face. . . . . . .   10 à 75 (1)
Pour les névroses, voir maladies
    post-traumatiques, page 143.

---

(1) Etat pouvant être amélioré par une opération.

CHAPITRE X

Toutes les affections de diverse nature qui s'observent dans les viscères à la suite de traumatisme n'ont pas été évaluées dans ce travail. Leur rattachement à l'accident est quelquefois difficile et discutable et, d'autre part, leur appréciation est extrêmement variable, suivant chaque espèce.

Nous renvoyons le lecteur au livre de Thoinot en France et aux traités étrangers que nous avons déjà cités à la bibliographie.

Il y a des conditions indispensables pour qu'on puisse acccepter la relation de l'aggravation avec le sinistre.

Il faut qu'il existe des rapports de voisinage entre le point blessé et la manifestation morbide qu'on veut rattacher à l'accident.

Il faut en outre une continuité d'évolution de ces phénomènes morbides à partir de l'accident.

Plus il y a de distance entre le lieu du trauma et l'organe où se manifeste l'aggravation de la maladie, moins il y a de chances de relation entre les deux.

On peut en dire autant à propos du temps écoulé entre le moment d'un trauma et l'apparition d'une maladie.

Ainsi une attaque d'apoplexie survenant plusieurs jours et surtout plusieurs mois après un choc ne doit pas être acceptée comme sa conséquence directe, y eût-il même une jurisprudence établie à ce sujet par le hasard des décisions non scientifiques.

Mais rien n'est absolument certain en médecine et il faut se rappeler qu'il peut y avoir beaucoup d'espèces différentes dans chaque affection et que le mieux est de modifier la règle de conduite par des exceptions basées sur l'expérience de la prudence.

Parmi les maladies post-traumatiques, la seule variété qui bénéficie d'une convention spéciale permettant de chiffrer son évaluation est celle des affections nerveuses ou *névroses* comprenant l'hystéro-trauma ou hystérie traumatique, l'hystéro-neurasthénie et enfin la neurasthénie traumatiques.

Ce n'est pas parce que leurs rapports avec l'accident sont plus certains. En effet, si pour quelques névroses consécutives à un violent trauma ayant porté sur les grands appareils nerveux, l'explication de leur production est facile, dans beau-

coup d'autres, au contraire, l'accident a si peu
d'importance qu'il faut admettre qu'elles sont
seulement la révélation ou l'exacerbation d'un
état antérieur.

Ce n'est pas qu'elles soient définitives ou que
leur marche soit sûrement progressive, car on
les voit souvent guérir et quelquefois soudaine-
ment.

C'est plutôt parce qu'on a remarqué que ni les
soins ni l'attente ne donnaient des résultats aussi
favorables qu'un règlement de compte.

On a donc établi en tenant compte de leur
grande probabilité de guérison dans certaines
conditions une sorte de forfait qui a abouti aux
chiffres suivants :

Hystérie ou neurasthénie traumatiques = 33 0/0

Mais il nous semble qu'il y a lieu de modifier
un peu cette conclusion et nous proposons les
distinctions suivantes :

Hystérie locale, anesthésies et
troubles variés légers . . . . . de 0 à 33 0/0

Hystérie avec hyperesthésies
et contractures gênant les mouvements ouvriers 33 0/0

Hystéro-neurasthénie avec dé-
pression morale légère. . . . 10 à 33 0/0

Neurasthénie avec perte d'attention, de volonté et d'intelligence. . . . . 33 à 75 0/0

Démence. 100 0/0

CHAPITRE XI

DOULEUR OU PHÉNOMÈNES MORBIDES RÉVÉLÉS PAR
LE BLESSÉ ET PERÇUS PAR LUI SEUL

Il est évident que la *douleur* peut, à elle seule, empêcher l'accomplissement du travail : elle doit être comptée pour une aggravation des suites d'un accident, mais il n'y a que les lésions matérielles, visibles et nous expliquant son apparition qui nous permettent de l'évaluer avec une certaine précision : S'il existait un sûr moyen d'en constater l'existence et d'en mesurer l'importance, nous lui attribuerions une évaluation en chiffres; mais elle a été tant de fois simulée, que l'on doit faire parfois des réserves sur sa réalité.

Nous n'insisterons pas sur la simulation, cette question a été mise au point par les Drs Bienfait, Sand et Baudry (1) dans le Congrès des accidents du travail de 1905 à Liège.

Nous rappellerons que l'exagération d'une douleur faible mais réelle est presque la règle et que le médecin doit en tenir compte comme d'un facteur important dans ses calculs d'évaluation.

---

1. Bienfait préconise un instrument permettant de mesurer la douleur.

Elle n'a souvent pas d'autre cause que le désir de faire valoir une incapacité à son plus haut prix et il est juste de ne pas hausser ses chiffres en proportion directe de l'intensité des plaintes. Mais plus souvent encore elle n'est que la manifestation inconsciente d'un état normal hystérique ou neurasthénique et elle doit être tarifée au taux des affections morbides qui l'ont motivée.

Quant à la douleur, qui peut s'expliquer par une des lésions produites par l'accident, son évaluation sera différente, suivant que la consolidation est fausse ou complète.

Si elle est la conséquence d'un moignon conique, d'un névrôme, d'une saillie osseuse anormale ou d'un enclavement de filets nerveux dans un cal ou une cicatrice, et si cet état anatomique, cause du mal, peut être supprimé par une opération, il est prudent de ne pas se prononcer avant d'avoir proposé les moyens de guérison.

Au contraire, si la lésion causant la douleur, porte en des endroits où l'opération est impossible ou trop dangereuse, l'aggravation sera indiscutable et non sujette à réduction.

*
* *

On peut faire les mêmes raisonnements pour tout autre trouble nerveux sensitif, sensoriel ou intellectuel où le médecin doit s'en rapporter à la bonne foi du plaignant. Telles sont la cécité ou la surdité, ou la diminution de l'acuité visuelle ou auditive, la perte de volonté, d'attention et de mémoire ou d'intelligence; telles sont encore les paralysies ou les contractures motrices. Sauf la perte d'intelligence et la cécité, elles n'apportent pas dans l'accomplissement du travail un trouble aussi grave que la douleur.

L'anesthésie hystérique en particulier passe souvent inaperçue du blessé.

QUATRIÈME PARTIE

CAUSES DE VARIATIONS D'ÉVALUATION

CHAPITRE XII

ÉVALUATION DES LÉSIONS MULTIPLES DES DIVERSES PARTIES DU CORPS

La multiplicité des lésions peut aboutir à l'incapacité absolue : c'est une question très importante qui n'a pas été traitée scientifiquement. Nous posons en principe que, si les lésions peuvent être compensées par un procédé quelconque, il n'y a pas lieu d'admettre une incapacité complète.

La compensation résulte de la conservation d'un organe et d'une fonction symétrique, auxquelles le blessé s'habituera à faire jouer le rôle précédemment attribué à celui qu'il aura perdu.

Elle peut résulter aussi de la suppléance fournie par un organe non symétrique ; ainsi le doigt voisin du doigt blessé peut quelquefois le remplacer ; tel sera le rôle du médius après section de l'index. Ainsi le bras droit vient en aide au membre inférieur droit amputé, parce qu'il permet d'employer une canne ou une béquille. La vue supplée à la perte de sensibilité cutanée de certaines parties du corps, etc.

L'appréciation de la possibilité de l'existence d'une suppléance à la suite d'une blessure demande donc un petit effort de raisonnement et nous n'avons fait que signaler l'importance de la suppléance, sans vouloir en indiquer tous les cas.

*
* *

1º Quand la suppléance existe, il suffit d'additionner les évaluations des tableaux précédents pour avoir un résultat satisfaisant.

Cela est très net quand il s'agit de lésion portant sur un seul et même membre, parce que la compensation est faite par le membre symétrique.

Par exemple:

		Pour cent
Coude droit. — Raideur en angle favorable		15
Index droit. — Perte de trois phalanges.		12
Auriculaire droit. — Raideur en incurvation.		5
		32

*
* *

2º L'addition simple suffit, lorsque, les blessures portant sur des parties du corps ou des membres différents, la suppléance peut encore exister. L'addition simple continue à leur être applicable et on peut avoir toute une série de lésions sans arriver à l'incapacité absolue.

Pour cent

Coude droit. — Raideur   15
Index droit. — Désarticulation. . . .   12
Auriculaire droit. — Amputation de la
  phalange métacarpienne   6
OEil gauche. — Extirpation   33
Pied. — Désarticulation   30
                                          ——
                                          96

.˙.

3° Mais si deux organes symétriques, de mêmes fonctions, disparaissent, la perte augmente d'importance à cause de l'impossibilité de voir la suppléance du côté opposé se produire.

Dans ce cas, il est indiqué de majorer le chiffre des additions simples. Le fait est surtout évident pour les deux yeux.

Pour cen

Perte d'un œil . . . .   15 à 30
Perte de deux yeux   100

Mais nous pouvons en donner d'autres exemples.

Perte de deux
  pouces . .   20 + 16 + majoration = 40 à 50
Deux épaules.
  — Ankylose
  en angle fa-
  vorable . .   19 + 15 + majoration = 40 à 50

Deux poignets.
— Ankylose
position flé-
chie . . . 37.5 + 30 + majoration = 75
Deux genoux.
— Ankylose
rectiligne . 20 + 20 + majoration = 45 à 60

Pour les deux coudes en ankylose rectiligne, qui donnent par simple addition 101, il est inutile de rien ajouter, puisque l'incapacité maximum est acquise.

∴

4° Lorsque les lésions, sans atteindre les parties symétriques des membres, portent sur la même moitié du corps, il y aurait encore lieu de conclure à une majoration, parce que la suppléance n'existe plus. En effet, si le bras du côté droit peut remplacer, dans une certaine mesure, par l'aide d'une canne et d'une béquille, la jambe droite amputée, il n'en est plus de même quand il ne reste au blessé qu'une jambe et un bras du même côté. Il ne peut plus se tenir debout en équilibre.

Pour cent

Amputation jambe
droite, perte main
gauche. . . . . 30 + 45 = 75
Amputation jambe
droite, perte main
droite . . . . . 30 + 60 + majoration = 100

5" D'après ce qui précède, on voit que nous ne voulons pas nous tenir strictement à la vieille formule des incapacités absolues, c'est-à-dire, perte de deux yeux ou de deux membres = incapacité absolue.

Il est évident que la disparition de deux pieds ne constitue pas une incapacité absolue, il reste des fonctions multiples à la disposition du mutilé qu'il peut utiliser au point de vue du travail en général.

Mais de ce qu'un raisonnement scientifique nous prouve que la perte dont nous venons de parler n'enlève au blessé qu'une partie de ses moyens de travail en général, il ne s'ensuit pas qu'il n'y ait pas lieu de majorer l'évaluation au point de vue professionnel ou au point de vue difficulté de reclassement ; car il est bien sûr que la rentrée d'un mutilé de cette catégorie dans une équipe d'ouvriers est impossible. Il ne pourra désormais travailler qu'isolément.

CHAPITRE XIII

A PROPOS D'ÉVALUATION DANS LES DIVERSES
VARIÉTÉS D'INCAPACITÉS

Si, dans les tableaux qui précèdent, on trouve
quelquefois des différences notables entre nos
chiffres et ceux de la jurisprudence, le plus souvent l'explication ne devra pas être cherchée ailleurs que dans la limitation même de notre sujet.
Nous ne nous sommes occupé que de la question
exclusivement médicale, de l'incapacité permanente de *travail en général, Arbeitsfœhigheit*, PRE-
MIÈRE VARIÉTÉ D'INCAPACITÉ sur la définition de
laquelle nous ne reviendrons pas.

Nous avons délibérément laissé de côté certains
facteurs du problème posé qui peuvent être quelquefois très importants et dont les juges ont à
tenir compte, car il existe plusieurs autres incapacités de travail.

§

L'une d'elles est la capacité de *travail professionnel, Erwershsfœhigkeit*, OU DEUXIÈME VARIÉTÉ
D'INCAPACITÉ qui varie avec le métier de l'ouvrier,
nous l'avons déjà dit :

Pour discuter sur l'importance des fonctions physiologiques dans l'accomplissement d'un travail professionnel, il faut, qu'on me passe l'expression, être du métier ou sinon il est indispensable d'avoir sur la profession en question des renseignements d'un caractère scientifique et d'une valeur indiscutable, mais ceux-ci font défaut jusqu'alors (1 .

Il ne faudrait pas croire cependant que l'évaluation de la fonction perdue, considérée au point de vue du travail en général, soit toujours inférieure comme chiffre à celle de l'évaluation au point de vue travail professionnel.

Prenons comme exemple la diminution de l'acuité visuelle. Il est incontestable que bon nombre d'ouvriers peuvent se contenter d'une acuité visuelle diminuée et qu'ils ne perdent de ce fait rien de leur valeur industrielle. L'acuité normale n'est requise que pour des métiers spéciaux et de nombre restreint.

D'autre part, quel tort professionnel peut faire la perte d'un pied à un ouvrier qui travaille assis. Sa perte réelle est au-dessous de la valeur que l'on attribue au pied dans le travail en général.

§

Vient ensuite *la capacité de reclassement*, son

---

(1) Nous espérons pouvoir dans peu de temps donner les premiers fascicules d'un dictionnaire destiné à combler cette lacune. Il indiquerait pour chaque spécialité ouvrière, à la fois la nature du travail, les outils et enfin les fonctions nécessaires.

insuffisance constitue une TROISIÈME VARIÉTÉ D'IN-CAPACITÉ sur laquelle je m'explique.

Bien que l'ouvrier n'ait rien de changé, après sa blessure, dans ses aptitudes pour le travail en général et le travail professionnel en particulier, il peut avoir de la difficulté à retrouver un emploi.

La défiguration, qui provoque les moqueries ou la répulsion de ses camarades, avait paru devoir en être la principale cause et cette variété d'incapacité n'aurait été qu'une rareté.

Mais il n'en est pas ainsi, toute tare visible peut désormais être un obstacle au reclassement depuis l'application trop stricte de la loi, si le patron craint de supporter une aggravation de risques résultant d'une blessure antérieure.

La perte d'un œil, des attaques d'épilepsie, la perte de quelques doigts peuvent suffirent à l'exclusion d'un ouvrier.

La différence entre l'appréciation de cette incapacité par un Tribunal et l'incapacité de travail en général évaluée par un médecin peut être considérable.

Mais le médecin ne doit pas supporter seul la responsabilité de l'appréciation de cette impossibilité d'embauchage. Il doit laisser aux experts industriels, et au juge cette décision pour laquelle ils ont plus de compétence que lui.

Ces deux variétés d'incapacité n'étant plus exclusivement du ressort du médecin ont été, nous le répétons, laissées de côté dans lescalculs qui ont précédé la construction de nos tableaux.

Le médecin n'a pas à en tenir compte, à moins que la question ne lui ait été spécialement posée et il nous semble qu'il aura avantage à se récuser en se limitant à ce qui est véritablement médical.

CHAPITRE XIV

DE L'ACCOMMODATION DANS SES RAPPORTS AVEC L'ÉVALUATION DES CONSÉQUENCES DES ACCIDENTS DU TRAVAIL.

On a remarqué, depuis longtemps, le parti que certains estropiés peuvent tirer de leurs membres mutilés ou incomplètement développés : c'est sur la connaissance de ces faits qu'était solidement établie la méthode de chirurgie conservatrice.

Appliqués à des membres broyés ou déchiquetés dont la vitalité paraissait douteuse, le pansement ouaté de Guérin ou plus tard l'embaumement de Reclus, bien surveillés par le médecin, et, s'il le fallait, aidés par le bistouri, ont réalisé des merveilles ; les victimes du travail elles-mêmes le proclamaient avant les lois ouvrières. J'ai encore devant les yeux la main d'un puisatier, qui, mise en pièces par une explosion, fut ainsi traitée : quelques mois après, le blessé venait me remercier chaleureusement de lui avoir permis de continuer son travail, en lui conservant une main difforme, il est vrai, mais suffisante pour l'exercice de son métier.

On éprouve le besoin de rappeler ces résultats possibles et féconds car aujourd'hui les mutilés hésitent à s'en féliciter comme autrefois ou même à les reconnaître simplement ; à les entendre, ils sont toujours infirmes pour la vie.

Le même changement d'attitude s'est manifesté en Allemagne, mais il remonte à une époque bien antérieure, puisque dans ce pays la promulgation des lois sur les accidents fonctionne déjà depuis dix-huit années.

Les médecins qui se sont occupés plus spécialement des traumatismes occasionnés par le travail ont insisté à diverses reprises, sur cette utilisation. des membres endommagés, qui dépasse les prévisions les plus optimistes des tables d'évaluations. Nous en trouvons de remarquables exemples publiées dès 1884 par Guermonprez dans son livre (Pratique chirurgicale, dans les établissements industriels).

Les Allemands ont désigné sous le nom de Gewohnheit (habitude) ce que j'appelle *accommodation* et ce qu'on dénomme encore entraînement. Blasius (1894) ; Bogatsch (1896), Becker (1896), Thiem (1896), Dœpler (1896) (1), etc., ont écrit, à

---

(1) Blasius : Naturforscherversammlung zu Wien et Monatschrift f. Unfall 1894.

Bogatsh : Uber die Ausgleichung schwerer Unfallsfolgen durch die Gewohnung Wissentchaft. Mittheilungen des Institut zur Behandlung von Unfallverletzten in Breslau et Jahresbericht 1896.

Becker : Wesentlich Verænderung der Erwerbsfæhigkeit Unfallverletzter im Sinne des Unfallversicherungs Gesetz. Aerztlichen Sachverstænd. Zeitung 1896.

ce sujet, d'intéressants articles. Ils ont discuté l'opportunité d'admettre une rente spéciale, d'une durée limitée, correspondante à la période de temps qu'exige l'acquisition de cette habitude ou accommodation du blessé à ses infirmités. C'était un moyen raisonnable d'éviter la réouverture d'instances judiciaires que les corporations allemandes provoquent fréquemment, par suite du relèvement de la capacité de travail qu'elles ont, d'une manière constante, l'occasion de constater. Chez nous, ce serait la revision autorisée pendant trois ans que cette combinaison aurait pour effet de rendre inutile.

Il est donc entendu qu'à la suite d'une mutilation quelconque qu'il s'agira d'évaluer chez un ouvrier, le médecin devra songer à la possibilité d'une accommodation : si la blessure affecte la main, les doigts se suppléent, l'index est remplacé par le médius, un moignon joue le rôle d'un doigt entier, la pince formée par le pouce et l'index mutilé fonctionne, grâce à une plus forte dépense de contractions musculaires.

Le remplacement du pouce reste évidemment impossible. Cependant nous avons de très curieuses observations de suppléance de sa fonction d'opposition par la différenciation d'action des autres doigts. (Voir pages 171 et 181). Dans des cas

---

Thiem : Schonungs und Gewohnungs Renten Monatschrif f. Unfallheilkunde 1896 n° 10.

Dœpler : Sur le même sujet, *ibidem*, 1896.

moins heureux si l'impotence de la main blessée persiste, le blessé peut apprendre à se servir de l'autre main, qui remplit alors la fonction active, tandis que la main mutilée ne sert qu'à maintenir l'objet auquel s'applique le travail.

Plusieurs ouvriers m'ont expliqué qu'ils prenaient des positions particulières, pour utiliser leurs membres mutilés ; l'un d'eux, privé du bras gauche, travaillait à la confection des galoches, en les fixant, entre sa poitrine, son genou et son moignon.

On me pardonnera de ne pas m'attarder à des détails qui m'entraîneraient à des descriptions trop compliquées. D'une manière générale, il me suffit d'attirer l'attention des médecins chargés de l'évaluation des conséquences d'un accident sur l'habitude ou accommodation des fonctions qui restent à l'ouvrier pour l'accomplissement de son travail ou de telle autre tâche.

.·.

Je dois ajouter, toutefois, que l'accommodation ne se produit pas fatalement et nécessairement : il est des conditions qui la favorisent et que je dois signaler ici :

1º La bonne volonté, qui ne se rencontre pas toujours chez le sinistré, intéressé à démontrer son mal comme considérable et définitif ;

2º La jeunesse : Un blessé quadragénaire ou plus que quadragénaire n'a pas, ordinairement, la vigueur et la souplesse qui permettraient une amélioration sensible de son état par l'accommodation ;

3° Un certain degré d'intelligence : soit que l'esprit de ressource et l'ingéniosité doivent être mis à contribution pour les dispositions nouvelles que demandera le travail habituel avec des aptitudes réduites ou orientées de façon différente ; soit qu'un changement de métier devienne obligatoire et que la profession qu'on pourrait embrasser exige quelque instruction ou d'heureuses dispositions intellectuelles : à cet égard les gens d'esprit lourd et les illettrés sont entravés dans le choix d'un nouveau métier (1).

4° Le secours familial : c'est un précieux appoint pour l'ouvrier estropié, que de ne pas demeurer dans l'isolement. S'il est entouré de parents qui le guident de leurs bons conseils, l'encouragent par des paroles de réconfort, il s'ingéniera à organiser désormais son existence de manière à la rendre utile à lui-même et aux autres, il recommencera, au besoin, un apprentissage. S'il est, au contraire, abandonné à ses propres pensées, au

______

(1) Fait digne de remarque, l'accommodation est toujours plus grande quand le blessé ne change pas de profession. Il y a même des cas où elle ne peut être obtenue que dans cette condition spéciale. Car certaines catégories de blessés ne perdent guère de leur capacité professionnelle et sont au contraire dans un état d'incapacité, beaucoup plus prononcé, pour le travail en général. Tels sont les ouvriers de scierie qui peuvent diriger leurs pièces de bois avec des moignons, mais qui seraient incapables d'employer utilement leurs mains mutilées dans un autre métier (V. p. 168).

sentiment exagéré de son impuissance, il n'aura pas l'idée ou l'énergie de chercher l'emploi approprié des éléments de production qui lui restent et sera prédisposé, à la sortie de l'hôpital, à devenir un mendiant.

Le rôle des patrons et des assureurs soucieux à la fois de leur propre intérêt, de celui de l'ouvrier et même de l'intérêt général serait sur ce terrain, de remplacer la famille auprès des sinistrés qui n'ont personne autour d'eux.

5° Les appareils prothétiques : incontestablement, l'aide fournie à un ouvrier mutilé par un de ces appareils aujourd'hui si ingénieux peut être d'une grande utilité ; son incapacité en est très efficacement atténuée et certains travaux qu'il n'aurait pas pu faire lui deviennent alors accessibles.

Les appareils prothétiques sont de deux sortes : les uns, tel que le pilon, sont de fabrication commerciale et d'un prix modique, les autres, par exemple ceux pour désarticulation de cuisse, sont compliqués et d'un prix élevé.

Ces derniers constituent, par leur acquisition et leur entretien, une véritable charge, qui est au-dessus des ressources d'un ouvrier. J'estime, en conséquence, qu'il est du devoir des patrons et des assureurs de fournir ces appareils coûteux et de les entretenir aussi longtemps que leur usage sera nécessaire ; j'ajoute que c'est leur intérêt. J'entends bien que le prix d'achat et les frais d'entretien pourraient être compris dans la rente attribuée au blessé. Mais il faut compter avec l'imprévoyance des ouvriers, qui seraient trop souvent tentés de donner une destination moins utile aux sommes dont ils peuvent disposer et j'aimerais mieux la combinaison inverse, c'est-à-dire celle qui consisterait à imposer aux chefs d'entreprise ou aux compagnies d'assurances l'obligation d'acheter les appareils et de supporter leurs frais d'entretien.

Exemples d'accommodation.

Les exemples d'accommodation sont fréquents, on n'a qu'à les chercher pour en trouver. J'ai pu en recueillir une cinquantaine en quelques jours sur les vieux ouvriers, anciens blessés du travail que l'âge avait obligés de se réfugier à la maison de Nanterre.

Depuis lors le D\u207f Sircoulon qui a choisi ce sujet pour sa thèse (Paris 1905), a pu en réunir plus d'une centaine.

PREMIÈRE SÉRIE DE LÉSIONS DE LA MAIN

Observations résumées, recueillies à la maison de Nanterre par Ch. Remy.

Index droit.

1.

Perte de la moitié du doigt : aucune incapacité (déménageur).

2.

Ankylose entre la première et la deuxième phalange (tailleur). Il a été refusé, à l'atelier, mais il a continué de travailler chez lui.

3.

Perte du doigt entier : aucune incapacité (chaudronnier).

4.

Rigidité, par suite de section des tendons fléchisseurs : ouvrier dans une scierie, aucune incapacité, a été dans la suite chauffeur, peut même tenir un burin.

Index gauche.

5.

Raideur du doigt : aucune incapacité (garçon boucher).

6.

Déformation des parties molles de l'extrémité : aucune incapacité.

Pouce.

7.

Perte de la première phalange, ankylose et atrophie de la deuxième, moignon conique, atrophie de l'éminence thénar main gauche (cordon-

nier) : a quitté son premier métier et est devenu
receveur, livreur, voyageur, a gagné très bien sa
vie (fig. 9).

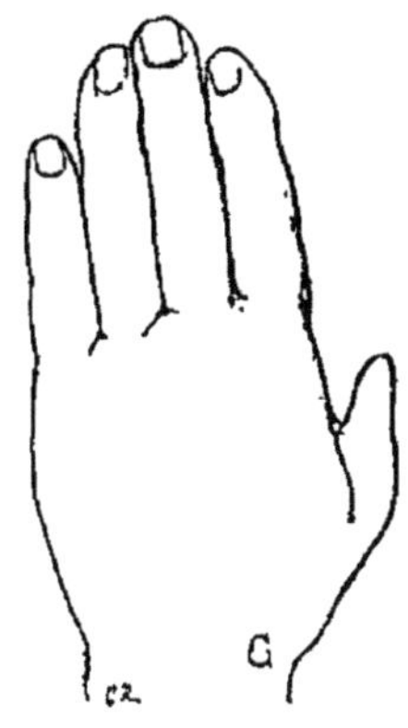

Fig. 9.

8.

Déformation du pouce droit, compliquée de
décollement par arrachement de la peau de l'éminence thénar sous l'action d'une courroie de transmission : ouvrier d'usine, n'a perdu qu'un franc
de salaire journalier (fig. 10).

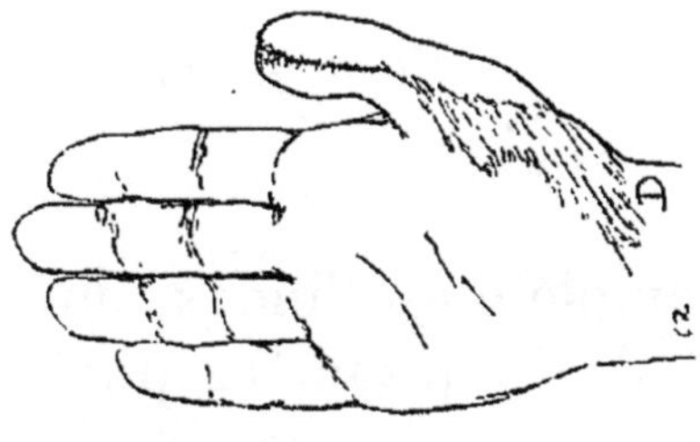

Fig. 10.

9.

Main droite.

Perte de deux phalanges du médius, d'une phalange de l'index et de l'annulaire : exerce son métier comme auparavant (fig. 11).

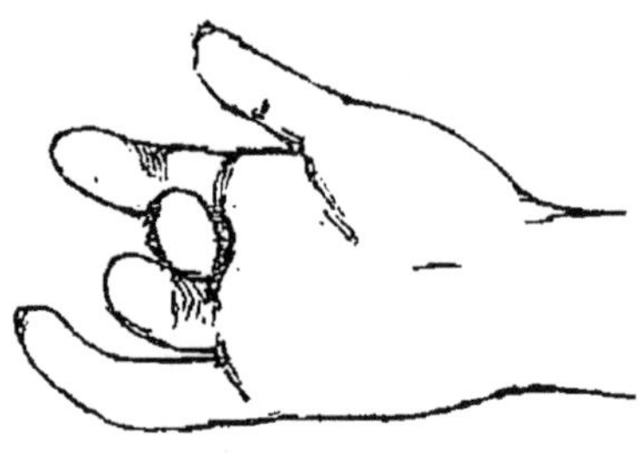

Fig. 11.

10.

Rétraction de l'aponévrose palmaire, au niveau de l'annulaire, pas d'arrêt de travail : *c'est une affection fréquente chez les forgerons, cochers, livreurs à la petite voiture, et d'ordinaire elle n'entraîne aucune incapacité.*

Main gauche.

11.

Perte complète de l'index, du médius, de l'annulaire et de la première phalange du pouce : ouvrier de scierie, pas de diminution de salaire pendant plus de vingt ans (fig. 12).

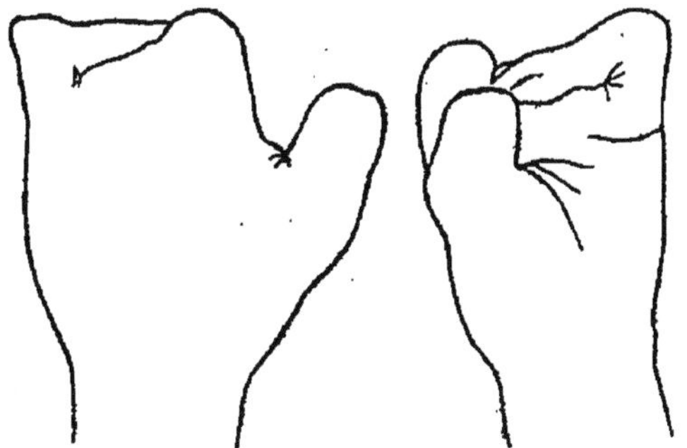

Fig. 12.

12.

Ankylose de phalangine et phalangette du médius, altération de la pulpe de l'annulaire : peut continuer son travail.

13.

Perte de l'annulaire entier, de deux phalanges du médius, ankylose des deux phalanges du pouce : ouvrier de scierie, salaire journalier réduit d'un franc seulement.

14.

Médius et annulaire incurvés par phlegmon : débardeur, travail possible et aisé.

Blessures aux deux mains.

15.

Un ouvrier de scierie a été atteint successivement des blessures suivantes. Il est, comme on le verra, un exemple remarquable d'accommodation.

Première blessure (1876). — Ankylose de l'articulation moyenne de l'annulaire droit: aucune diminution de salaire.

Deuxième blessure (1883). — Trait de scie sur les quatre derniers doigts de la main gauche, ankylose des trois derniers, avec incurvation fléchie de la phalange unguéale du médius et perte de la pulpe de l'index ; légère diminution de salaire.

Troisième blessure (1895). — Mutilation de l'index droit, à son extrémité et ankylose de la phalange unguéale : malgré cette mutilation de cinq doigts sur dix il travaille encore au même salaire dans la maison où il était employé ; celle-ci ayant fait faillite il devient alors brasseur, puis coltineur de madriers (fig. 13).

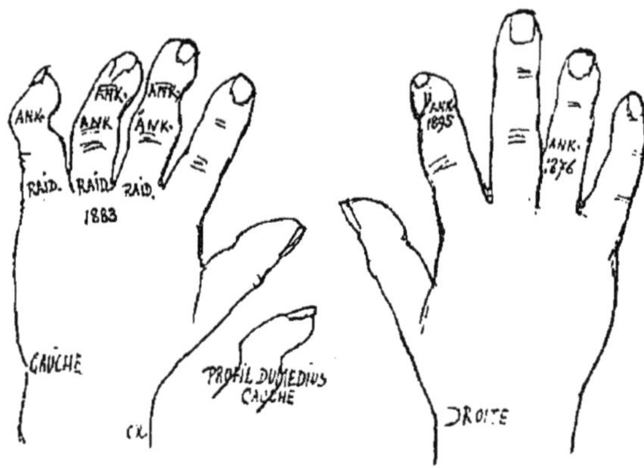

Fig. 13.

Ces très intéressantes observations d'accidents chez les ouvriers de scierie démontrent que dans ce métier surtout l'amélioration est très fréquente

et que la diminution de salaire y est fort rare
même à la suite de la perte de plusieurs doigts.

(Voir obs. 4, 11, 13 et 15, pages 164, 166 et 167).

DEUXIÈME SÉRIE DE LÉSIONS DE LA MAIN

Parmi les nombreux faits que le Dr Sircoulon
a réunis dans son remarquable travail, nous signa-
lerons surtout une riche collection de lésions de la
main suivies d'accommodation. Elles sont emprun-
tées en majorité à des auteurs allemands. Golebiewski, G. Müller, Lauenstein, Blasius. Quelques-
unes appartiennent à Thoinot et à moi.

Ce qui donne encore plus de valeur à ces observations c'est qu'elles sont accompagnées d'excel-
lents dessins.

La plus curieuse de toutes est celle qui a trait
à l'utilisation de deux bras dépourvus de mains.
Car on sait qu'une semblable perte est habituellement considérée comme une cause d'incapacité
permanente totale.

16.

(Office impérial, 29 mai 1901).

Perte des deux mains.

L'Office impérial de Berlin a eu à résoudre la
question de savoir si un individu privé des deux
mains était capable de travailler, et par conséquent,
de gagner un salaire suffisant afin de pouvoir être

assuré, dans le sens du paragraphe 155 de la loi d'assurance du 13 juillet 1899. On sait, en effet, que ce n'est pas le cas des individus dont la capacité de travail est réduite d'une façon permanente à moins de 1/3, par suite d'âge, maladie, ou infirmité. ·

L'ouvrier dont il était question avait perdu les deux mains dans un accident, plusieurs années auparavant, et pourtant il était employé par la commune de Gr..., comme garde-forestier, depuis un certain temps.

Voici les considérations par lesquelles l'Office Impérial, admet que M... peut être assuré :

En général, dit-il, un individu privé de parties du corps aussi essentielles au point de vue du travail, ne peut être reconnu capable d'une activité suffisamment rémunératrice. M..., homme vigoureux et bien portant, âgé de 33 ans, est, depuis 1899, au service de la commune de Gr..., comme garde-forestier, et gagne de ce fait 280 mk par an. Au moyen d'un instrument, muni d'un manche de bois, qu'il adapte à son avant-bras droit, il s'est approprié la faculté d'accomplir toutes sortes d'actes, tels que couper, tirer, pousser, et même écrire. A ce dernier point de vue, il peut tenir très convenablement le cahier de rapports des travaux forestiers. L'inspecteur des forêts dit même que son écriture est supérieure, à la moyenne de celles de ses camarades. La commune est contente de lui sous tous les rapports. Il gagne plus que la moitié du salaire attribué à sa profession dans la région, fait qui donne une idée suffisante de sa capacité de travail.

17.

(Lauenstein) (1).

Perte du pouce droit et de son métacarpien.

Fried... Wilh., 40 ans.

A été blessé à 18 ans, alors qu'il était boucher.

A toujours gagné plein salaire, comme chauffeur depuis 20 ans, et fait le même ouvrage que ses camarades.

Fait avec sa main droite privée de pouce tout ce que l'on peut faire avec une main entière, se boutonne, saisit la pelle, le couteau, et même l'aiguille, la plume, les ciseaux (fig. 14, 15, 16, 17, 18).

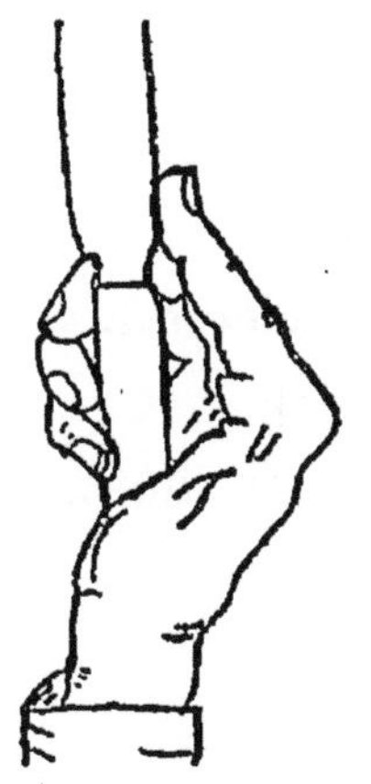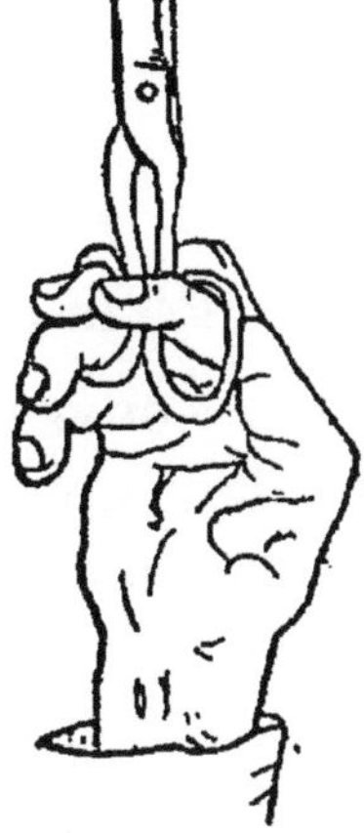

Fig. 14, 15.

---

(1) Jahresbericht des hôpitaux de la marine de Hambourg 1893-1894.

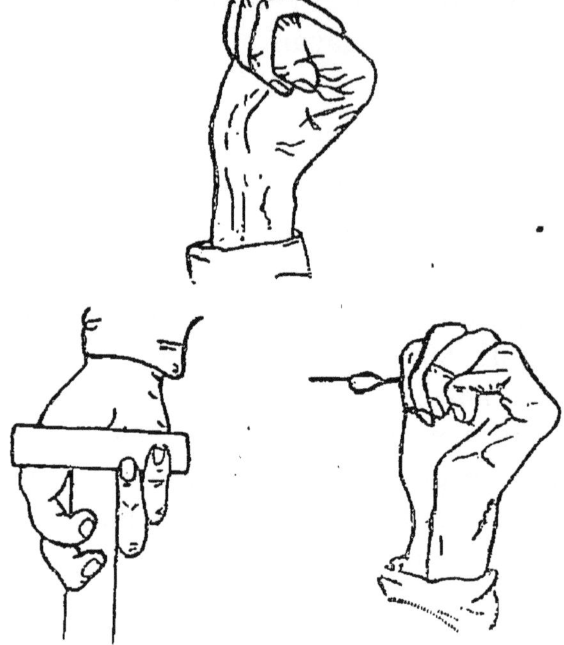

Fig. 16, 17, 18.

18.

(Lauenstein).
Perte de doigts des deux mains.

Feld..., ouvrier, 49 ans, 1894.

Accident en 1882 : Il perd les deux phalanges
du pouce gauche (fig. 19).

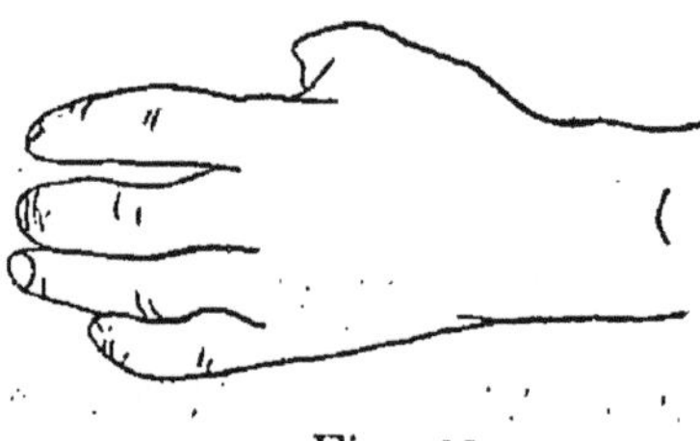

Fig. 19.

En 1886, fracture compliquée du deuxième métacarpien, fracture complète et comminutive de la deuxième phalange de l'index gauche, avec déchirure des tendons fléchisseurs.

Atrophie de l'éminence thénar, et du premier interosseux. Sur le dos de la main, plusieurs cicatrices étoilées. Le 1/3 antérieur du troisième métacarpien est un peu bosselé.

A la main droite, il manque les deux dernières phalanges de l'index.

Malgré ces lésions, le sujet a continué son dur travail. Il est ouvrier du port, et gagne autant que ses camarades, 4 mk. 20 par jour (fig. 20).

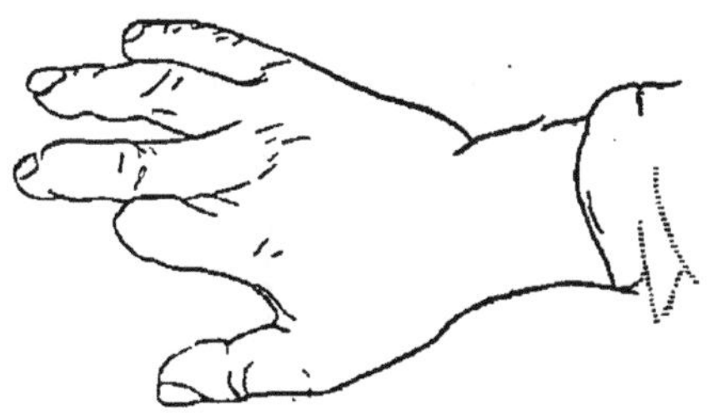

Fig. 20.
19.

(Lauenstein).

Ankylose à 90° du pouce et du cinquième doigt droits.

La..., matelot, 28 ans, 1894.

A eu la main écrasée entre deux planches, en 1887.

Les deux dernières phalanges du cinquième doigt droit sont à angle droit sur la première phalange, et ne peuvent être étendues ni fléchies.

La deuxième phalange du pouce est à 90° sur la première.

Quand le sujet veut saisir de petits objets, il les place par-dessus son petit doigt.

Matelot sur un bateau à vapeur.

Fait tous les travaux de son métier, comme avant l'accident. Gagne (nourri) 50 mk. par mois (fig. 21).

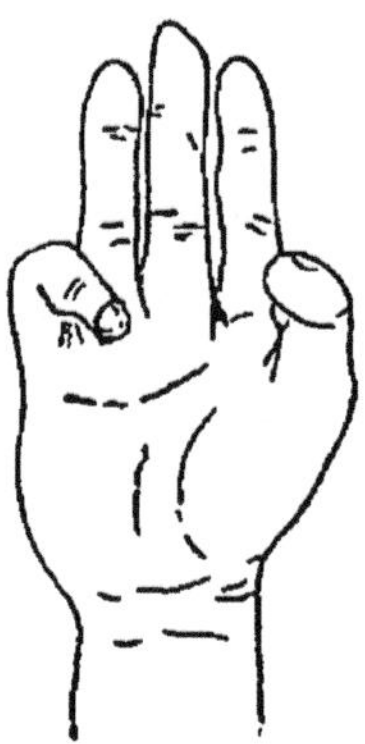

Fig. 21.

20.

(Blasius).

Porteur de chaux.

Tous les doigts de la main droite manquent sauf le cinquième, ankylosé en partie.

A toujours même salaire que ses compagnons, depuis vingt-six ans qu'il porte cette lésion (fig. 22).

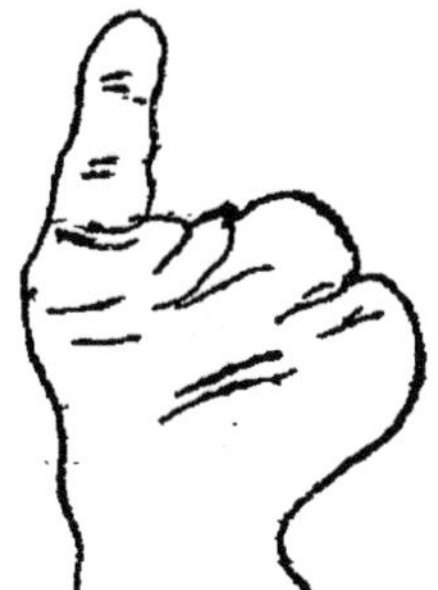

Fig. 22.

21.

(Blasius).

Peintre.

Accident survenu en 1868 (éclatement d'une arme à feu).

Le poing ne peut être fermé plus que ne le montre la figure.

Perte du pouce (moignon conique), index anky-losé (première et deuxième articulations, la deuxième un peu mobile).

Main faisant avec le poignet un angle fixe de 140° (ankylose de l'articulation radio-carpienne).

A toujours gagné plein salaire. Dernièrement 22 mk. par semaine (fig. 23, 24).

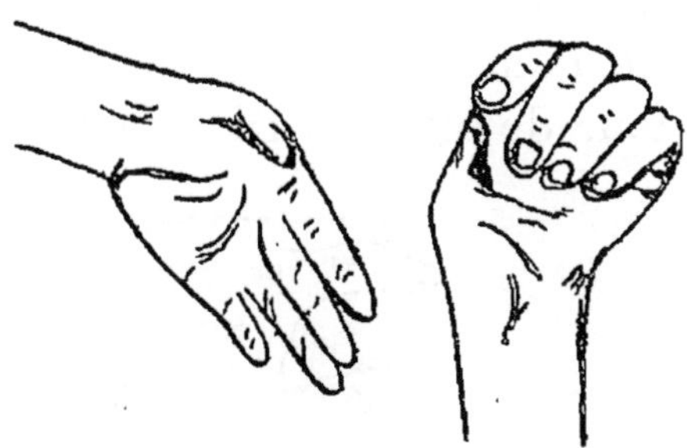

Fig. 23, 24.

22·

(Blasius).

Ouvrier.

Gagne 34 pf. par heure (le prix moyen est de 32 pf.). Est très habile. A perdu 18 1/2 phalanges sur 28 (fig. 25, 26).

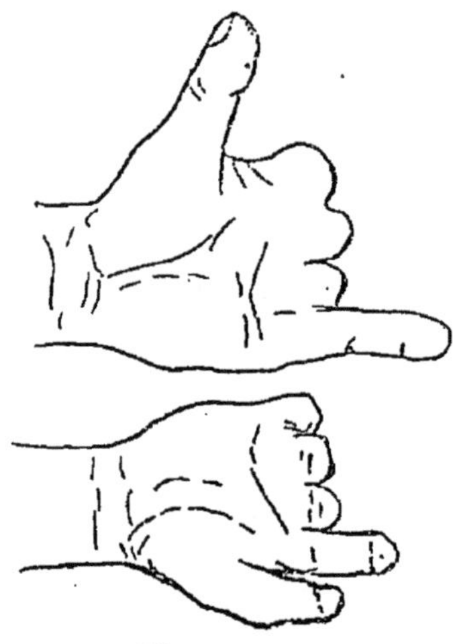

Fig. 25, 26.

23.

(Blasius).

Main droite :

Perte de l'index.

Médius en baïonnette.

Conducteur de pierres. Plein salaire (fig. 27).

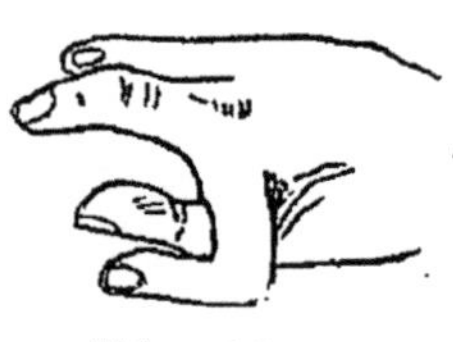

Fig. 27.

24.

(Lauenstein).

Ankylose à 90° de l'index gauche, au niveau de la première articulation interphalangienne.

O... S., 40 ans. Bosseman 1895.

Les deux dernières phalanges sont dirigées du côté de la paume, et gênent les mouvements de préhension. L'extrémité de l'index regarde l'annulaire. Epaississement de l'épiderme du côté radial.

Pour saisir grossièrement les objets, O... se sert de l'index dont le côté radial fait partie de la surface de flexion de la main. Dans les mouvements délicats, où il faut opposer le pouce à l'index, le médius remplace l'index.

Cette ankylose date de l'âge de 5 ans. O... a été pêcheur plusieurs années, puis matelot pendant douze ans, gagnait alors 50 couronnes (fig. 28).

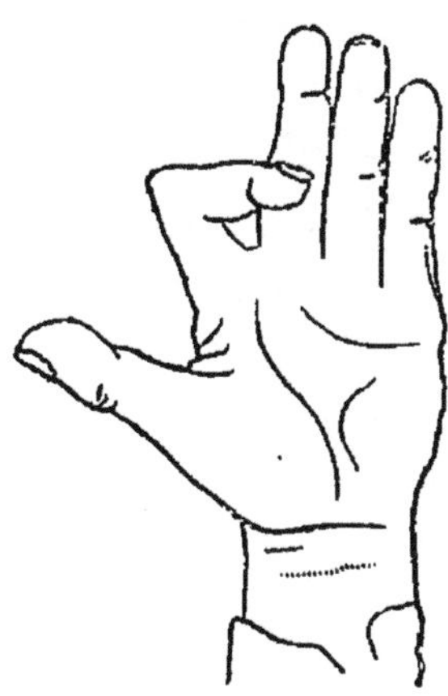

Fig. 28.

25.

(Lauenstein).

Atrophie totale de la main gauche. Ankylose des doigts.

W..., 31 ans.

Blessure de la main gauche par coup de hache.

Main gauche atrophiée en totalité. Face dorsale traversée depuis le côté radial de l'index jusqu'à l'annulaire par une cicatrice large. Une deuxième cicatrice linéaire, traverse la paume, environ en son milieu, du bord libre de l'index à l'annulaire.

L'index et le médius sont très atrophiés, ankylosés en flexion au niveau de la première articulation interphalangienne.

L'extension n'est possible ni activement ni passivement. La flexion passive est possible.

Le sujet était d'abord tailleur (après son accident), puis cinq ans cocher ; a travaillé ensuite dans une fonderie d'argent ; depuis six ans est chauffeur à bord des navires.

Fait son travail surtout avec la main gauche (remuer la pelle, etc.). N'a pas été gêné par son infirmité. Gagne 60 marks par semaine (nourri, logé) (fig. 29).

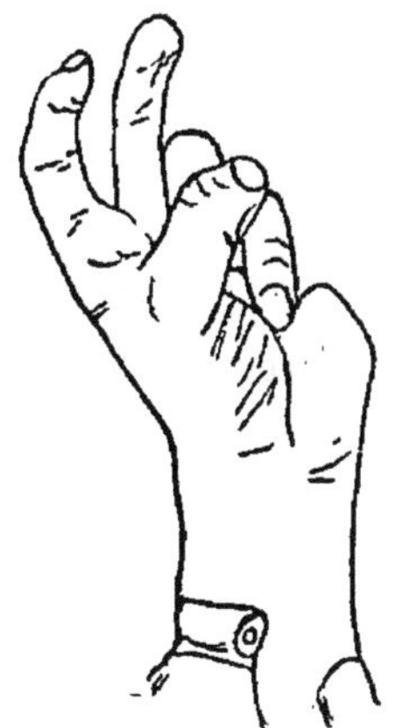

Fig. 29.

Suites de phlegmons.

26.

(Golebiewski).

Contusion et inflammation de la paume de la main droite. Guérison en 3 ans.

F..., charpentier, se fit un durillon forcé par suite de la pression d'un levier contre la paume de la main droite. Tuméfaction le lendemain, mais assez peu marquée pour qu'il pût, malgré des douleurs croissantes, continuer à travailler jusqu'au 14 novembre 1891. Enfin il se déclare malade et est admis à l'hôpital où l'on doit intervenir à diverses reprises.

Vient se faire traiter chez moi le 1er janvier 1892. La main et les doigts sont tuméfiés. Un grand nombre de cicatrices plus ou moins profondes sillonnent le poignet. Les mouvements des doigts sont pénibles. Massages, bains, exercices variés.

Sort le 3 juin 1892. La main peut se fermer complètement. Les mouvements du poignet sont revenus. Il ne reste qu'un peu de faiblesse. *Rente 20 0/0.*

Le 8 octobre 1896, il est complètement valide.

27.

(Golebiewski).

Rétraction du poignet en extension après un phlegmon. Raideur complète du poignet et des doigts.

K..., 40 ans, porteur de pierres. A l'âge de 20 ans, pendant le repos de midi, s'était endormi sur un chantier, la main droite sous la tête. En se réveillant douleurs dans le dos de cette main. Continue à travailler, mais après quelques jours gonflement et fièvre.

Trois mois d'hôpital. Deux mois plus tard il pouvait un peu se servir de sa main. A pu ensuite travailler comme auparavant, malgré la raideur complète du poignet et des doigts.

Il ne touche aucune rente puisqu'il ne s'agit pas d'un accident de travail.

TROISIÈME SÉRIE DE LÉSIONS DE LA MAIN

Observations tirées du chapitre, coups d'engrenages, du livre de Guermonprez, Pratique chirurgicale des Établissements industriels, 1884.

28.

Perte complète du pouce et des deux premiers métacarpiens; suture d'un débris d'index et d'un débris de médius. — Adaptation de ce doigt nouveau aux fonctions d'opposition; conservation d'une importante vigueur pour le coup de marteau, le maniement de la manivelle, etc.; conservation d'une part satisfaisante de dextérité, par Guermonprez.

Un garçon de 13 ans a la main droite prise par l'engrenage d'un métier à peigner le lin.

Le pouce est complètement détaché.

L'index et le médium sont broyés.

A l'hôpital Saint-Sauveur, où le blessé est transporté, on rapproche les débris du médius de ceux de l'index après avoir enlevé une série d'esquilles devenues libres.

Les diverses plaies étant cicatrisées, après élimination des parties sphacélées, le membre est impuissant pendant une année environ.

Peu à peu cet enfant utilise ce qui lui reste en exerçant diverses professions manuelles.

Il ne songe même pas à tenter l'écriture proprement dite ; il se contente d'écrire des chiffres et de savoir signer son nom ; mais il se livre à des travaux variés, tantôt de force, tantôt d'adresse, et il est arrivé à faire subir à son premier doigt une série de modifications jusqu'à en faire en quelque sorte un nouveau pouce.

Actuellement, vingt-quatre ans après l'accident, l'état de la main est représenté (fig. 30 et 31).

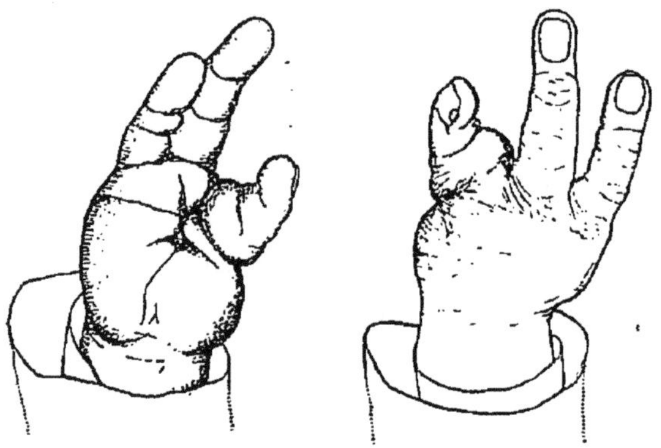

Fig. 30, 31.

Cet homme est marchand de légumes et, comme tel, il est seul pour cultiver la terre, porter des fardeaux, conduire son cheval.

Dans toutes ces circonstances il se sert de son premier doigt comme d'un pouce véritable et l'oppose très aisément aux deux autres doigts ; ainsi que le montre la figure prise au moment où il manœuvre une manivelle et un marteau ainsi que le représente la figure 32.

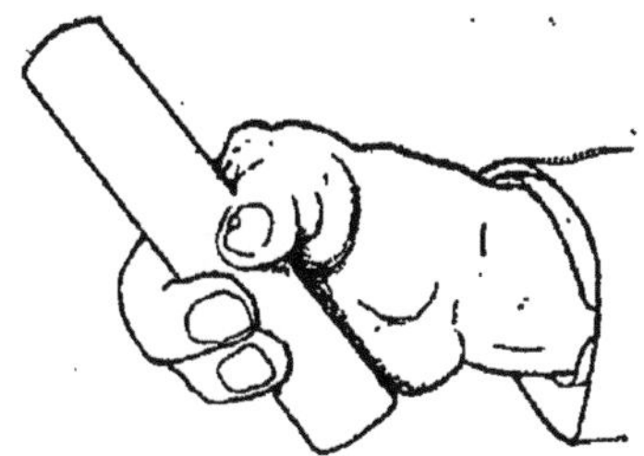

Fig. 32.

En examinant attentivement ce premier doigt,
on trouve, sur le côté interne d'un ongle conservé
dans sa totalité, et conformé d'une façon régulière, un autre petit ongle, plus épais que le premier, suivant une direction à peu près perpendiculaire à celle de l'autre, et donnant encore à
L... la sensation d'une partie appartenant à un
autre doigt.

De toutes les cicatrices, la seule notable est
celle que représente le dessin de la face dorsale,
sous la forme d'un pointillé dirigé longitudinale-
ment depuis l'ongle jusque vers le milieu de la
région métacarpienne.

L'un des bords appartiendrait à un doigt et
l'autre au doigt voisin.

L'exploration du squelette permet d'apprécier
très nettement l'existence de deux phalanges,
l'une unguéale, tellement longue, qu'elle paraît
être le résultat de la soudure de deux débris
d'une certaine importance ; l'autre métacarpienne,
un peu plus étroite et moins longue que la phalange correspondante de l'index ou du médius de
la main gauche.

La situation de cette phalange est très étrange : elle se luxe sur son métacarpien pour fournir son fonctionnement de pouce.

C'est ce qui se voit pendant le maniement de la manivelle. En avant de la saillie que fait l'articulation métacarpo-phalangienne de l'annulaire, se trouve celle de la tête du troisième métacarpien, que l'on sent intact sous la peau.

C'est avec la partie latérale de cet os, que s'unit la phalange du doigt correspondant, par une articulation remarquable par sa grande laxité.

C'est dans un plan presque perpendiculaire à l'axe de ce métacarpien, que ce nouveau pouce effectue des mouvements d'opposition.

29.

Conservation d'une très grande dextérité. — Possibilité de soulever des objets pesants et de les transporter à distance. — Possibilité de manier le marteau, la manivelle, et de faire d'autres travaux de force. — Habitude prise de faire chaque jour, sans fatigue notable, dix à onze heures de travail d'écriture, par Guermonprez.

En 1875, un apprenti de 13 ans a la main droite broyée par un engrenage à grosses dents.

Un chirurgien propose l'amputation immédiate, qui est repoussée.

Un autre constate la perte complète du pouce, enlève presque tout ce qui reste du deuxième

métacarpien (l'index n'existant plus) ne laisse
que la moitié du troisième métacarpien et les
trois quarts du quatrième, les deux doigts cor-
respondants étant perdus, et tente la conservation
de l'auriculaire, malgré la plaie pénétrante de la
dernière articulation (fig. 33 et 34).

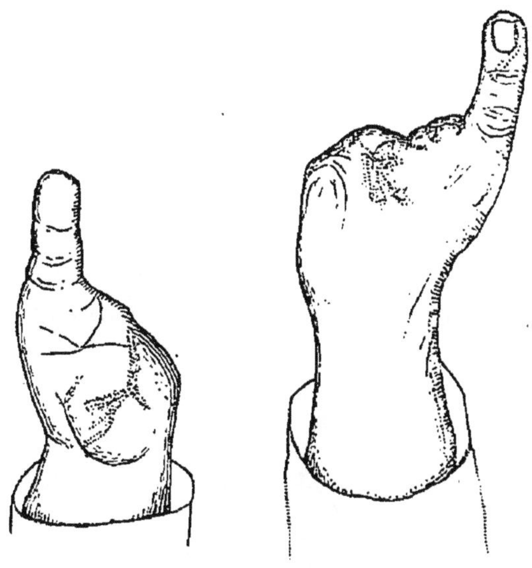

Fig. 33, 34.

La guérison est obtenue deux mois après l'accident.

Actuellement, cet homme peut frapper du marteau (fig. 35), soulever et transporter des objets
pesants, ainsi que j'ai pu m'en assurer.

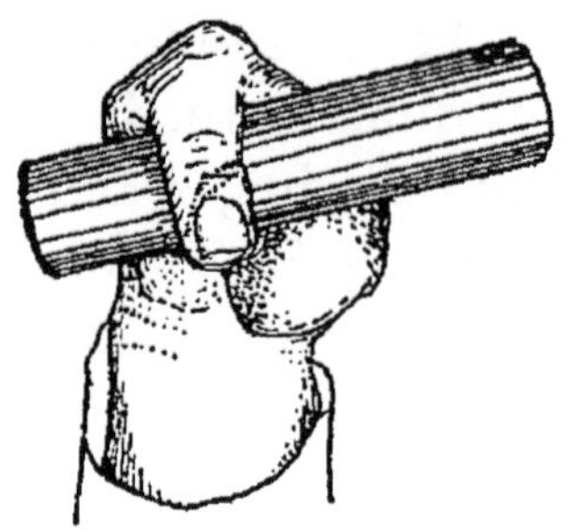

Fig. 35.

Grâce à un gant pourvu d'une œillère, il peut écrire (fig. 36), — et il le fait, ainsi que l'exige son service, pendant dix à onze heures chaque jour, sans éprouver de fatigue notable.

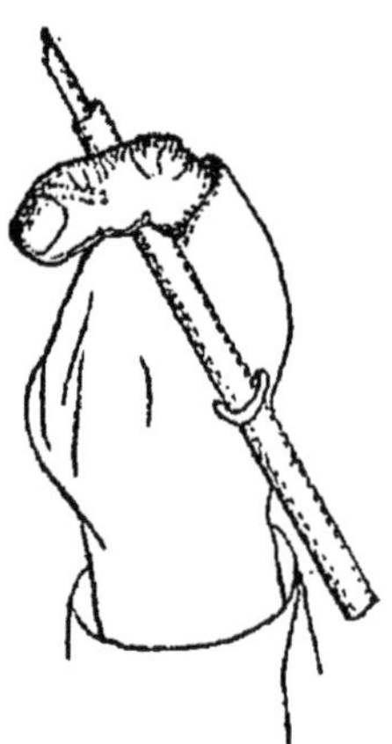

Fig. 36.

Son écriture est d'ailleurs très lisible et rapidement faite.

30.

Vigueur conservée. — Dextérité pour faire les pansements, par Guermonprez.

L'amputation des médius et annulaire de la main droite a été faite aussitôt après l'accident.

Bien que les trois autres doigts soient intacts, à l'exception de la phalange unguéale de l'auriculaire, la vigueur est parfois diminuée ; c'est lorsqu'il s'agit de serrer des objets de grosse dimension.

La vigueur est, au contraire, très intacte et il y a même une grande résistance à la fatigue, lorsqu'il s'agit de manier des objets même très pesants, si la poignée n'a pas plus de 2 centimètres d'épaisseur.

La dextérité est vraiment bonne, surtout lorsqu'il s'agit de faire des pansements.

Il faut signaler toutefois une sensation de fatigue, avec du tremblement, lorsque le travail de l'écriture est un peu trop prolongé.

Il n'y a cependant pas de véritable crampe des écrivains.

31.

Perte des articulations interphalangiennes au médius ; conservation de tous les autres mouvements. Conservation d'une importante dextérité malgré notable diminution de la vigueur de la main, par Guermonprez.

Une fille, alors âgée de 14 ans, a eu la main droite prise par un petit engrenage de machine à peigner. L'index broyé est désarticulé au niveau de l'articulation métacarpo-phalangienne.

La phalange unguéale du médius est presque totalement arrachée par les dents de l'engrenage.

La conservation de ce doigt n'est troublée par aucune élimination de séquestre osseux.

Actuellement il reste, outre un léger raccourcissement du médius, une ankylose partielle de l'articulation phalango-phalangienne, fig. 37 et 38.

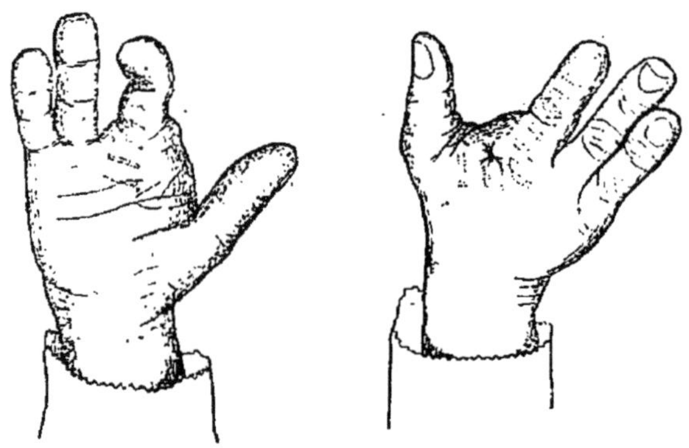

Fig. 37, 38.

Malgré cette mutilation, la vigueur est conservée avec assez d'importance pour que la blessée persiste à s'en prévaloir.

La dextérité a été restaurée, non seulement pour rendre aisé le travail de la couture ou celui de l'écriture, mais encore et surtout pour lui permettre d'exercer depuis plusieurs années et de la façon la plus satisfaisante, le métier de « bam-brocheuse », métier considéré par plusieurs comme le plus difficile de la filature.

32.

Perte complète des index, médius et annulaire, ainsi que de leurs métacarpiens. — Luxation du premier métacarpien en arrière; atrophie secondaire du pouce. — Conservation de l'auriculaire et de la région hypothénar; hypertrophie secondaire de l'une et de l'autre. — Vigueur suffisante pour manier le marteau, porter des fardeaux, conduire des chevaux, serrer rapidement le frein des tramways, comme l'impose le service. — Écriture rapide et facile à lire, par Guermonprez.

En 1868, un enfant, jouant près d'une machine, a les trois doigts du milieu de la main broyés

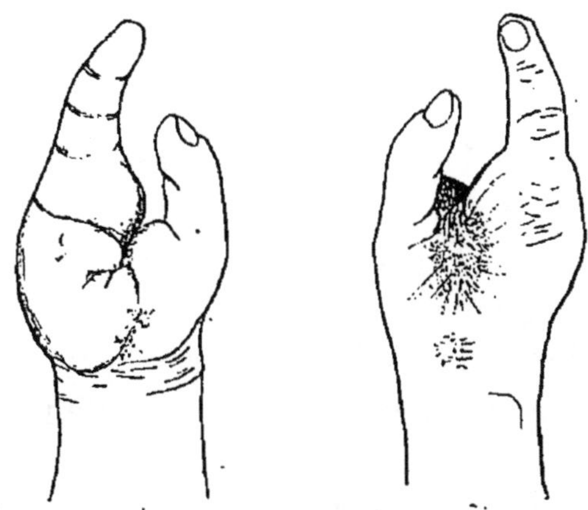

Fig. 39, 40.

avec tous leurs métacarpiens, et probablement
aussi avec quelque partie des os du carpe. Le
pouce et l'auriculaire paraissent intacts. Aucun
chirurgien n'intervient. Il s'agit de la main droite
(fig. 39 et 40).

Cet homme conserve une certaine dextérité ; il
écrit vite et très lisiblement sans recourir à aucun
artifice (fig. 41).

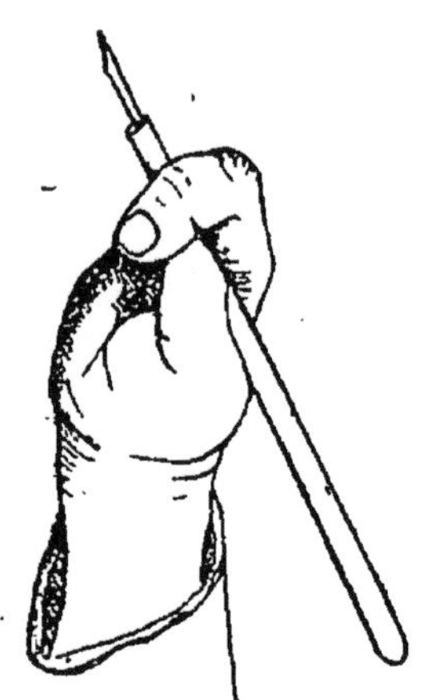

Fig. 41.

Comme valet de ferme, il a conduit des chevaux
difficiles, battu le blé, manié de lourds instruments
de travail, porté des fardeaux, absolument comme
ses compagnons.

Actuellement cocher de tramway, il conduit
toujours deux chevaux, serre rapidement le frein
et peut au besoin faire, à l'aide de ce reste de
main, du travail de grande vigueur, ainsi que j'ai
pu le constater plusieurs fois (fig. 42).

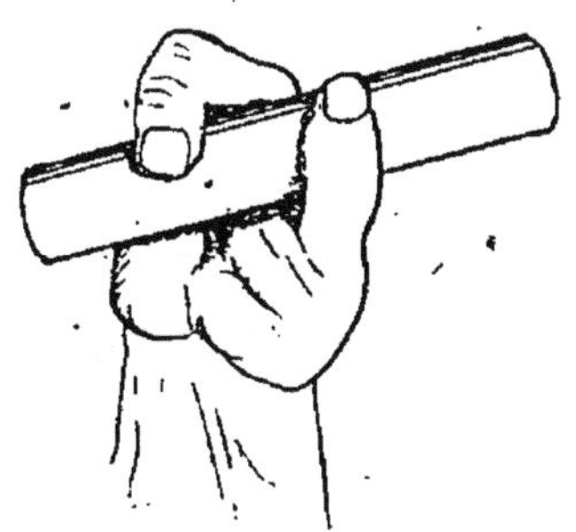

Fig. 42.

Et cependant, on ne peut voir la face dorsale et surtout la face palmaire de cette main, sans être frappé de la disproportion qui existe entre les deux débris : le pouce et l'éminence thénar atrophiés d'une part, — l'auriculaire et l'éminence hypothénar singulièrement hypertrophiés d'autre part. Ce dernier doigt est même beaucoup plus volumineux et plus vigoureux que le doigt le mieux pourvu de la main gauche du même sujet.

Cette particularité demeurerait inexplicable, si ce n'était une luxation du premier métacarpien en arrière, luxation qui aurait, paraît-il, été méconnue.

33.

Adaptation complète à tous les mouvements requis pour le travail professionnel des filatures et aussi pour le travail du ménage, par Guermonprez.

En 1880, une ouvrière tombe dans un atelier, cherche à se retenir, et porte malheureusement la main entre deux roues d'engrenage.

La plaie est régularisée aussitôt : le médius est désarticulé ; l'annulaire est amputé avec la moitié de son métacarpien.

Actuellement, la vigueur et la dextérité permettent tous les mouvements professionnels et ne suppriment rien de ce que comporte le travail du ménage (fig. 43, 44, 45).

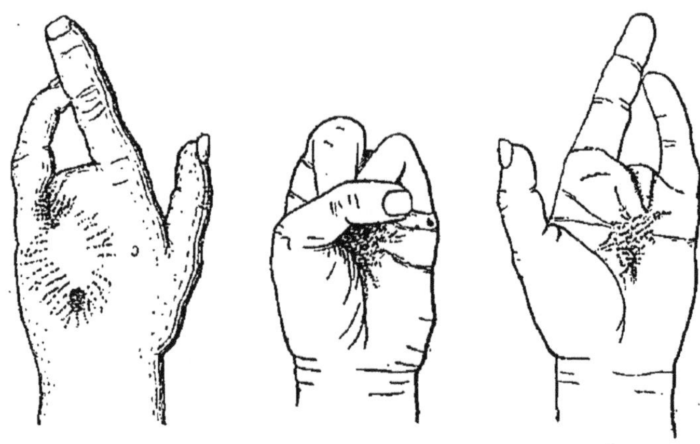

Fig. 43, 44, 45.

34.

Vigueur suffisante pour avoir permis d'importantes et longues fatigues. — Dextérité dans le maniement du burin et des autres instruments professionnels, jusqu'à devenir premier ouvrier, puis contremaître d'un important atelier de métallurgie.

Dans un engrenage, l'auriculaire d'un apprenti est complètement broyé.

La désarticulation primitive est faite et rapidement guérie.

La vigueur est suffisamment conservée pour avoir permis pendant plusieurs années d'importantes fatigues professionnelles, dont le détail peut être passé sous silence.

La dextérité dans le maniement du burin et des autres instruments connus dans la métallurgie, a fait distinguer cet homme, qui a été choisi d'abord pour faire les travaux les plus difficiles de son atelier, puis pour en être le contremaître (fig. 46 et 47).

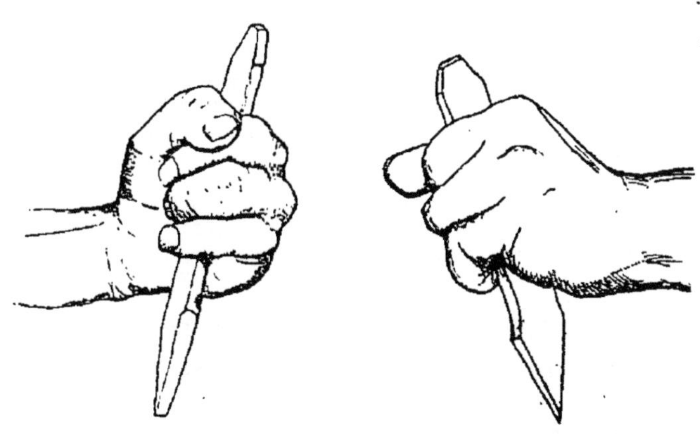

Fig. 46, 47.

35.

Perte de l'auriculaire. Ankylose interphalangienne et dans une extension irrégulière de l'annulaire. Conservation presque intégrale des mouvements du médius. Remarquable réfection de la vigueur et de la dextérité, par Guermonprez.

13

Ce dernier fait se rapporte à une plaie faite en 1870 par de petites dents d'engrenage.

La désarticulation de l'auriculaire est faite quatre heures après l'accident. Le blessé refuse de laisser faire la même opération pour l'annulaire. L'une des plaies du médius pénètre dans l'articulation phalango-phalanginienne.

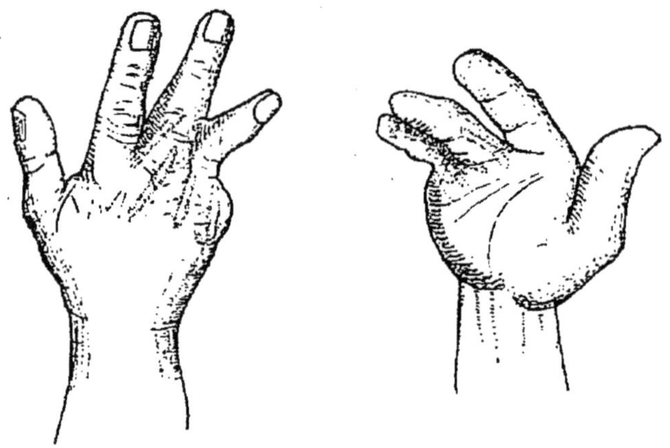

Fig. 48, 49.

Pendant trois mois on retire des esquilles, tantôt de l'annulaire, tantôt du médius.

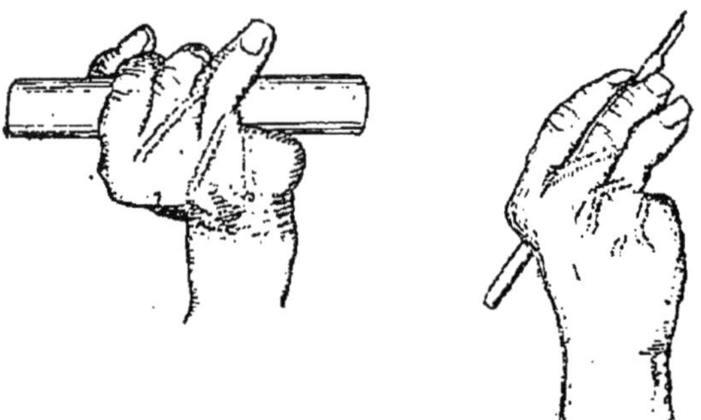

Fig. 50, 51.

Actuellement, l'annulaire est ankylosé dans une extension irrégulière.

Les mouvements du médius sont limités quant à la flexion de l'articulation phalango-phalanginienne (fig. 48, 49).

La dextérité, bien conservée, a permis à cet homme d'être d'abord bon ajusteur, puis dessinateur très apprécié (fig. 50, 51).

La vigueur pourrait être dite intacte, si n'était la fatigue survenant assez rapidement dans le maniement de lourds fardeaux.

LÉSIONS DES MEMBRES SUPÉRIEURS

Observations résumées recueillies à la maison de Nanterre par Ch. Remy.

36.

Amputation du bras gauche, à son tiers supérieur : a été placé comme homme de peine, à diverses reprises, mais ne peut conserver son emploi à cause de son mauvais caractère.

37.

Amputation du bras gauche au tiers supérieur, a reçu de sa famille une certaine instruction et est devenu clerc d'avoué à plein salaire ; il a perdu sa place par suite d'indélicatesse.

38.

Amputation de l'avant-bras, au tiers moyen : gagne encore 2 fr. 50 par jour.

39.

Même lésion : gagne encore 2 francs par jour.

Coude et avant-bras.

40.

Raideur, ankylose incomplète du coude droit: salaire plein, comme garçon de ferme ; puis l'homme s'est mis à travailler du bras gauche comme mécanicien.

41.

Ankylose : le blessé a quitté le métier de terrassier, s'est fait gardeur de bestiaux.

42.

Ankylose incomplète du coude droit, tête radiale subluxée et soudée : pouvait encore gagner 5 frs par jour.

43.

39. Pseudarthrose des deux os de l'avant-bras droit à l'union du tiers moyen et du tiers inférieur

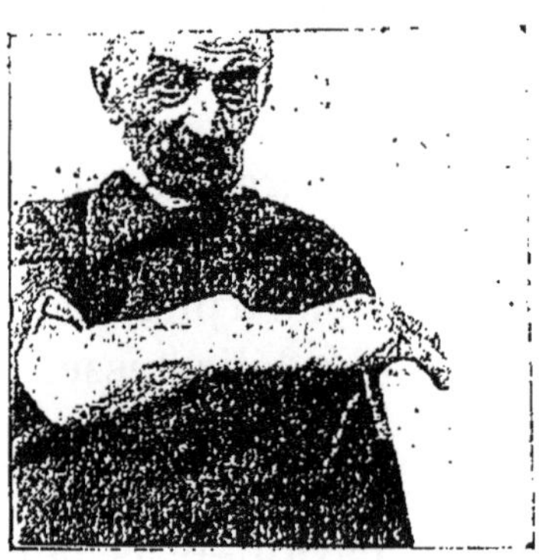

Fig. 52.

à la suite d'une fracture compliquée produite par une courroie de transmission en 1883.

Perte de l'index droit pris dans un engrenage en 1889 ; l'amputation a porté dans la continuité du métacàrpien à peu près à sa moitié.

Les fonctions de la main sont rétablies ; le doigt médius a pris l'apparence d'un index. La pseudarthrose permet le travail. La mobilité anormale n'est pas grande, l'angle de déplacement .ne dépasse pas 30 degrés.

Pendant quelque temps le blessé était obligé de cacher sa fracture pour trouver une occupation. Au bout de deux ans il a pu travailler et reprendre son métier de chauffeur mécanicien. Après son amputation de l'index de la main droite rien ne fut changé.

Il saisit moins bien les manches de ses outils qu'il doit choisir plus volumineux, mais en somme il a travaillé pendant dix-huit ans avec plein salaire (fig. 52).

44.

Exemple tiré de mon travail sur les conséquences des fractures du poignet. Congrès de Liège, 1905. Déformation colossale à la suite de fracture de l'extrémité inférieure du radius, pseudarthrose radio-cubitale, n'ayant pas gêné le travail pendant plus de trente ans (fig. 53).

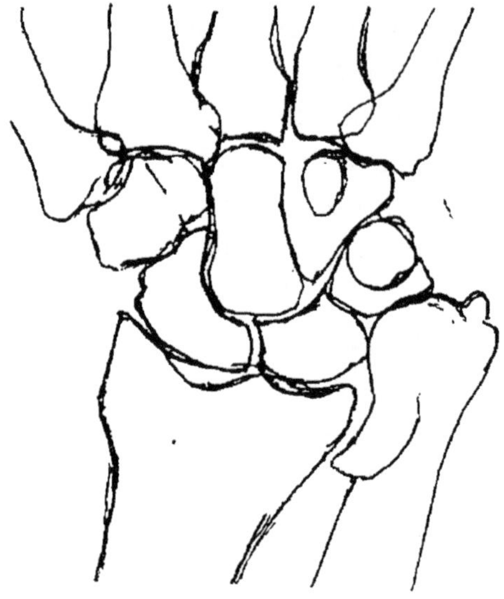

Fig. 53.

45.

Berth..., charretier, 46 ans.

Se présente le 15 avril 1903 pour une blessure du 10 avril 1903 à la main droite.

Une morsure de cheval lui a broyé le deuxième métacarpien.

Il se plaint de ne pouvoir se servir de l'index. Il porte deux cicatrices, l'une dorsale, l'autre palmaire (adhérentes à ce métacarpien) par lesquelles sortent de temps en temps des esquilles.

Mais, le fait intéressant chez B... est l'existence d'une déformation très considérable de l'avant-bras gauche due à une fracture suturée à Saint-Germain-en-Laye avant 1898 ; il déclare n'avoir été aucunement gêné pour gagner sa vie.

La radiographie ci-dessous montre bien la lésion, fig. 54.

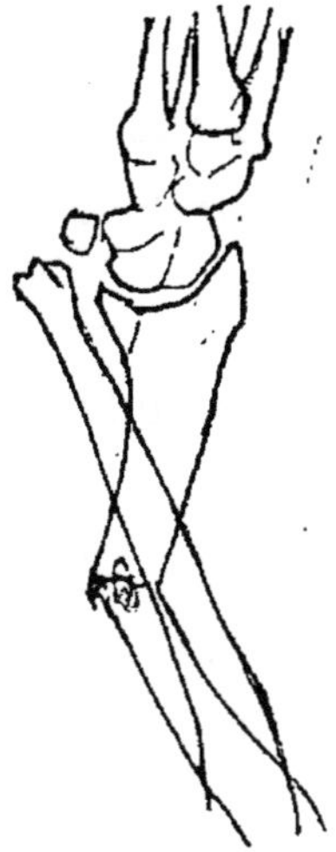

Fig. 54.

Epaules.

46.

Luxation réduite dans la jeunesse ayant laissé de l'arthrite sèche, avec atrophie de l'épaule et arrêt de développement de l'humérus : pouvait encore gagner un salaire journalier de 5 francs.

47.

Désarticulation de l'épaule : salaire journalier 2 francs.

48.

Résection de l'extrémité externe de la clavicule, qui a été remplacée par un cordon fibreux : tous les mouvements de l'épaule sont conservés.

PREMIÈRE SÉRIE DES MEMBRES INFÉRIEURS

Observations recueillies à la maison de Nanterre par Ch. Remy.

49.

Ankylose vicieuse de la hanche : travaille comme tailleur.

50.

Même lésion, au genou gauche : continue son travail, monte même aux échelles, il est peintre en bâtiments.

51.

Amputation de cuisse, au tiers supérieur : salaire conservé, 2 francs par jour comme garçon de ferme.

52.

Amputation de la jambe (palefrenier) : plein salaire, le blessé peut monter à une échelle à 'aide d'un crochet fixé à sa jambe de bois.

53.

Amputation d'une jambe à l'extrémité infé—rieure : gain normal grâce à un membre artifi—ciel.

54.

Désarticulation de Chopart, à l'âge de 11 ans : a travaillé comme berger pendant 52 ans (fig. 55).

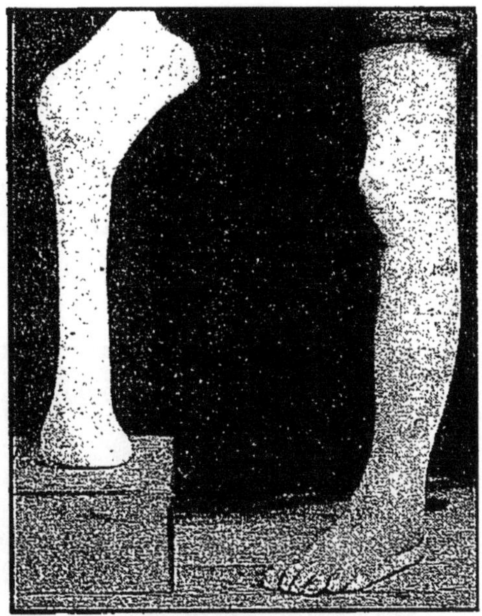

Fig. 55.

55.

Désarticulation de Chopart, homme encore jeune: marche avec facilité, a travaillé pendant trois ans comme infirmier.

56.

Amputation des premiers et deuxième orteils: la marche n'a pas été gênée.

57.

Pied bot double, camionneur.

58 à 63.

Fracture de jambe, au tiers moyen, avec déformation, saillie interne du fragment supérieur et raccourcisse ment de 4 centimètres en moyenne (6 cas) : bon travail consécutif dans des métiers pénibles tels que celui de charretier.

64.

Br..., âgé de 51 ans. — Fracture de jambe à l'âge de 19 ans; après 13 mois de soins a pu reprendre son travail de manœuvre, comme avant l'accident (fig. 56).

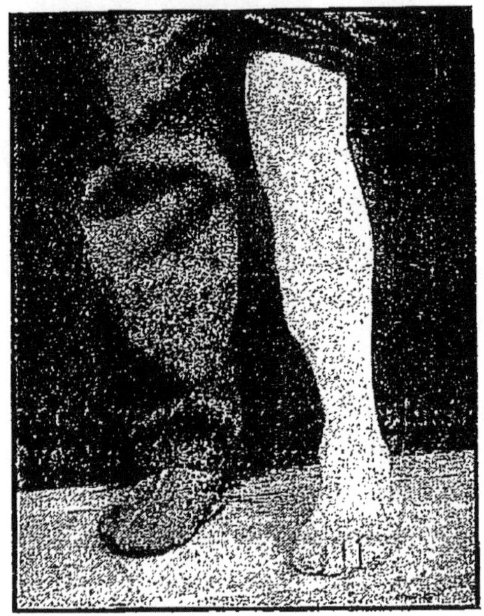

Fig. 56.

65 à 69.

Fracture sus-malléolaire gauche, avec déformation : le travail normal est demeuré possible (4 cas).

L'un de ces blessés avait été atteint à 18 ans;

il a subsisté une hypertrophie des deux malléoles droites, l'interne mesurait 6 centimètres, l'externe 5 centimètres, au lieu de 4 et 3 centimètres
du côté sain, les mouvements de flexion sont
limités d'un tiers, la course de l'extrémité du pied
est de 10 centimètres, au lieu de 16 ; néanmoins
le blessé a travaillé, comme homme de peine à la
ville et aux champs, pendant quarante années.

70.

Fracture de la jambe droite, au-dessous du
plateau tibial, déformation énorme, faisant un

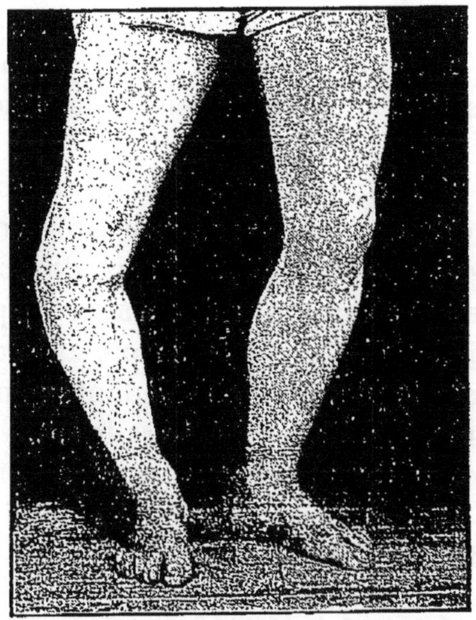

Fig. 57.

angle de 40 degrés à ouverture interne (genou
bancal) : l'ouvrier, blessé au service d'une com-

pagnie de chemins de fer, fut réformé; cependant il put travailler pendant vingt-cinq ans, en qualité d'ajusteur (fig. 57).

DEUXIÈME SÉRIE DE LÉSIONS DES MEMBRES
INFÉRIEURS

Fracture compliquée des deux os de la jambe. Déformation considérable. Raccourcissement de 3 centimètres. Atrophie, par les Drs Rémy et Bouvet (1).

Crosn..., tombe sous un tombereau chargé qui passa successivement sur le bord du pied droit, et sur le tiers inférieur de la jambe gauche, le 10 mars 1902 ; il fut amené à la maison de Nanterre.

Il y eut à la jambe une plaie contuse avec fracture des deux os et issue du tibia en dehors ; au pied, plaie contuse, et fracture de quelques phalanges sans communication avec la plaie.

La fracture fut réduite sous chloroforme. L'infection de la plaie et l'abondante suppuration, qui en résulta, rendirent le traitement difficile, les appareils plâtrés ne pouvant être maintenus en place assez longtemps pour obtenir une bonne immobilisation.

Il se produisit une incurvation du membre, qui est concave en avant, un raccourcissement et une raideur du cou de pied très grande.

---

(1) Thèse de Sircoulon, n° 42.

L'infirmité paraissait si grave, que M. Rémy songea à proposer l'amputation (10 oct. 1902), « pour permettre au sujet de se mouvoir, et de « vivre d'une vie plus agréable que celle d'un « infirme cloué à sa chaise ou perché sur des « béquilles. »

Bref ce blessé obtint une évaluation d'incapacité permanente partielle de 66 0/0. Rente 360 fr.

Le 31 décembre 1904, une demande de révision fut introduite par la société responsable, le Dr Bouvet examine le blessé et constate que l'infirmité est notablement réduite, le blessé marche malgré sa déformation. Son incapacité fut réduite à 25 0/0 par le tribunal. Il gagne sa vie comme employé dans une maison de commerce.

*
* *

C'est avec raison qu'à différentes reprises un de nos plus distingués chirurgiens, le Dr Tuffier, a insisté sur le bon parti que les blessés parvenaient à tirer de membres fracturés malgré le défaut de coaptation parfaite des fragments osseux. Cette observation en fournit encore une fois la preuve. On consultera avec profit sur cette question la communication de cet auteur au Congrès de chirurgie de Bruxelles en 1903.

72.

(Golebiewski).

Fracture du calcanéum par arrachement.

La radiographie montre nettement l'écartement des deux fragments de la tubérosité.

R..., maçon, 38 ans, tombe de 1 m. 50 de hauteur le 21 janvier 1897.

Traité chez lui, enveloppements, frictions, huit jours au lit.

12 août 1897, rente 25 0/0.

Depuis il travaille comme ses camarades.

73.

(Blasius).

Jambes en X.

Peintre, fait tous les travaux de son métier, monte sur les échafaudages (fig. 58).

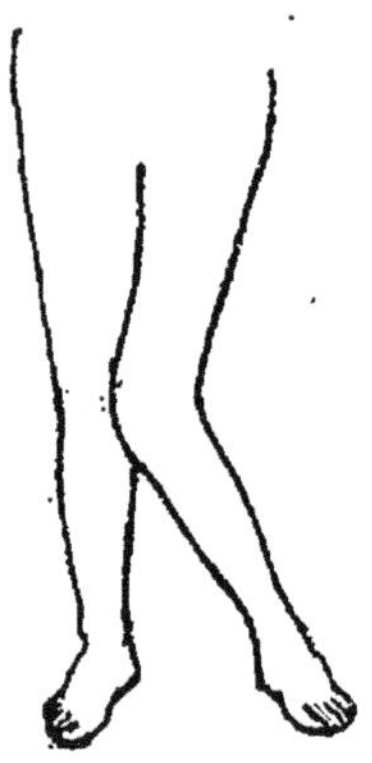

Fig. 58.

74.

(Lauenstein).

Nécrose du tibia.

Delven..., 47 ans.

S'est donné un coup de hache en travaillant,

dans une plantation à Surinam (1882), depuis fistule malgré tous les soins médicaux.

Jambe gauche atrophiée (à la jambe 1 cm., à la cuisse 4 cm.).

A 24 centimètres au-dessus de la rotule, commence un enfoncement du tibia, long de 10 centimètres, au milieu duquel deux fistules séparées par un pont cutané. Le tibia blanc, nécrosé, y apparaît. Épaississement de l'os dans la région fistuleuse (1 cm. 1/2 ; pas de différence de longueur).

A servi comme contremaître, peintre, menuisier sur les navires. Depuis 1890 nettoie les navires. D'abord 30 gulden par mois, puis 3 marks 50 par jour.

N'a jamais été gêné par sa jambe dans son travail, sauf pour courir vite.

CAS EXCEPTIONNELS.

75.

18. L'un des plus remarquables exemples d'accommodation au travail des membres mutilés est le suivant que j'ai observé chez un ouvrier maréchal. Maison de Nanterre.

Côté gauche : fracture de jambe avec déformation consécutive en 1889 ; amputation de tous les orteils en 1895 ; plus tard, ankylose de tout le pied.

Côté droit : arthrite du gros orteil, à la suite de contusions produites par un ressort de voiture, l'orteil s'est relevé, ankylosé à angle droit en 1897 ; malgré toutes ces lésions cet homme, quoi-

que obligé à des chômages, continue en somme
son travail, et son salaire quotidien n'est pas
moins de 4 ou 5 francs, au lieu de 7.

§

Les cas suivants toujours observés à la maison
de Nanterre ne se rapportent pas à des blessés
du travail, il s'agit d'ouvriers devenus infirmes
par suite de tuberculoses et qui ont pu suppléer
d'une manière tout à fait remarquable, grâce à
leur intelligence, à l'infériorité que devait leur
causer leur infirmité.

76.

L'un, âgé de vingt-huit ans, atteint, dans sa
jeunesse, d'une tumeur blanche, et ayant subi, de
ce chef, une ankylose rectiligne, avec atrophie
du membre, a non seulement pu gagner le même
salaire que ses compagnons d'atelier, mais encore
a occupé un poste de contremaître dans une fabri
que de voitures. En dépit de la raideur de son
genou, il savait se baisser aussi bien qu'un autre,
en prenant des positions appropriées.

77.

L'autre, âgé de quarante-cinq ans, avait été
successivement atteint d'une série de lésions
tuberculeuses, d'abord au coude gauche, ce qui
avait limité la flexion à quarante-cinq degrés, la
rotation étant d'ailleurs maintenue, puis d'une

carie costale et enfin d'une ostéite tuberculeuse,
d'un métatarsien à gauche et d'une tumeur blanche du pied droit; toutes ces misères ne l'ont pas
empêché de rester bijoutier sans diminution de
salaire.

COLONNE VERTÉBRALE.

78.

Déformation de Kümmel, par le D^r Ch. Remy (1).

Lav... Eloi, couvreur, 43 ans hospitalisé à la
maison de Nanterre.

Blessé le 10 juillet 1887 à l'âge de 18 ans.

Il fut atteint de fracture du rachis à la suite

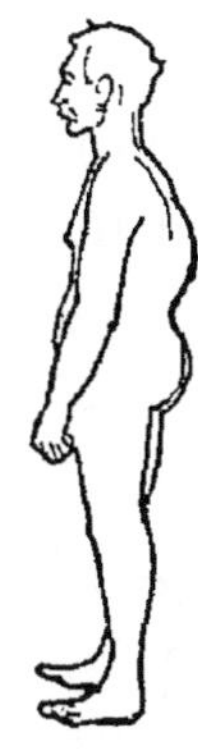

Fig. 59.

d'une chute de trois étages. Il eut une perte de
connaissance de vingt minutes, et il fut conduit
à Saint-Antoine où il resta trois mois; il ne pou-

____

(1) Thèse de Sircoulon, n° 4.

vait remuer, on devait le faire manger ; il avait les jambes complètement paralysées, et insensibles ; il dut porter un corset orthopédique qu'il garda pendant deux ans et demi. Resta trois ans sans travailler. Gagne maintenant 2 francs à 2 fr. 50 par jour.

Il faut ajouter qu'il a été atteint postérieurement d'une fracture du calcanéum gauche, que son pied enfle, et qu'il ne peut supporter la fatigue de ce côté, de telle façon que la lésion vertébrale seule n'est pas la cause de la diminution de capacité de travail (fig. 59).

79.

Déformation de Kümmel, par le D[r] Ch. Remy (1).

K... Jean, âgé de 55 ans hospitalisé à la maison de Nanterre.

Examen du 13 décembre 1901 :
Il travaillait comme mineur à l'âge de 18 ans,

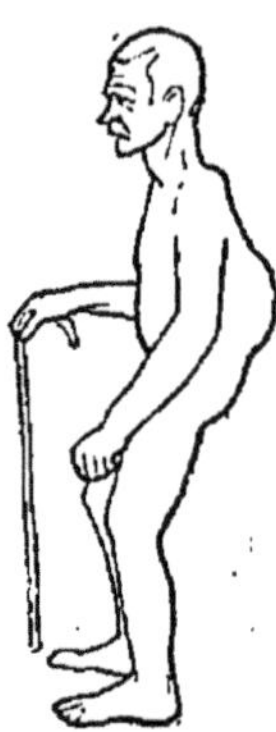

Fig. 60.

---

(1) Thèse de Sircoulon, n° 5.

lorsqu'il fut pris sous un éboulement dans la mine
le 23 septembre 1864. Il conserva à la suite de
cet accident une douleur de reins qui persista,
et il vit apparaître peu à peu la gibbosité dorsale
(fig. 60).

BASSIN.

Je suis redevable à mon excellent ami, le
Dr Peugniez, d'Amiens, des deux faits suivants
qui ont trait à une question pleine d'intérêt, celle
des fractures du bassin dont les suites paraissent
interminables.

80.

Un charpentier, tombé du haut d'un cirque en
construction, fut atteint de fracture du bassin,
compliquée de rupture de l'urètre, suivie de rétention d'urine. Il fallut pratiquer des opérations
graves (incision périnéale), pour chercher le bout
postérieur de l'urètre qu'on ne trouva pas, puis
ouvrir la vessie par la taille hypogastrique pour
faire un catéthérisme rétrograde, néanmoins la
guérison fut radicalement obtenue en sept ou
huit mois et le blessé put remplir les fonctions d'infirmier dans l'hôpital même où il avait
été soigné. Il fut suivi pendant deux ans.

81.

Un professeur d'équitation était en selle, lorsque son cheval pointa et se renversa sur lui.
Conséquences: fracture du bassin, avec déchirure
de l'urètre. Au bout d'un an, la victime était en

état de remonter à cheval; actuellement, c'est-à-dire trois ans après l'accident, elle pratique l'équitation et le dressage.

82.

Fractures du bassin, par Ch. Remy.

Rav..., 25 ans, carrier, blessé le 27 mars 1900 par la chute d'un bloc de pierre qui l'atteint à la hanche gauche. Après quarante-quatre jours de lit, commence à se lever, puis reprend peu à peu ses mouvements. Il a du raccourcissement, une

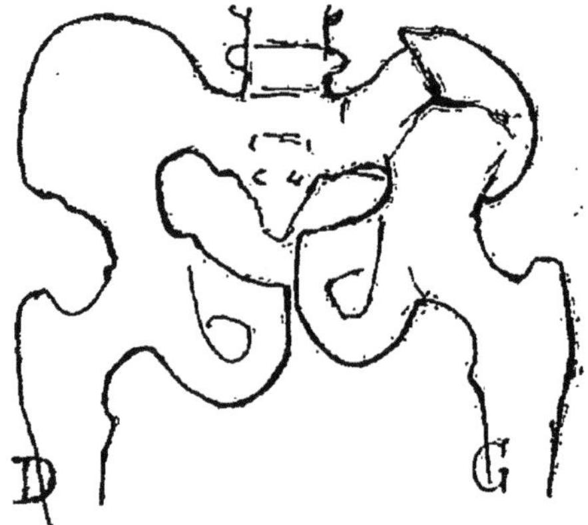

Fig. 61.

atrophie de la cuisse et de la jambe gauches et une déformation de la crête iliaque très appréciable; la radiographie dont nous reproduisons le schéma montre une disjonction de la symphyse pubienne et une fracture à plusieurs fragments de l'ilium, (fig. 61). Il obtint une rente sur une perte évaluée à 50 0/0. Il travaille depuis lors comme jardinier.

83.

Bourc..., charretier, 36 ans à ma clinique des accidents du travail (1).

Blessé le 17 octobre 1904, dans la région du bassin:

Du haut d'une voiture tombe sur le dos ; la roue lui passe sur le ventre. Perte de connaissance consécutive. Rétention d'urine. Sonde à demeure pendant 8 jours ; urines sanglantes ; son médecin diagnostique une fracture du bassin.

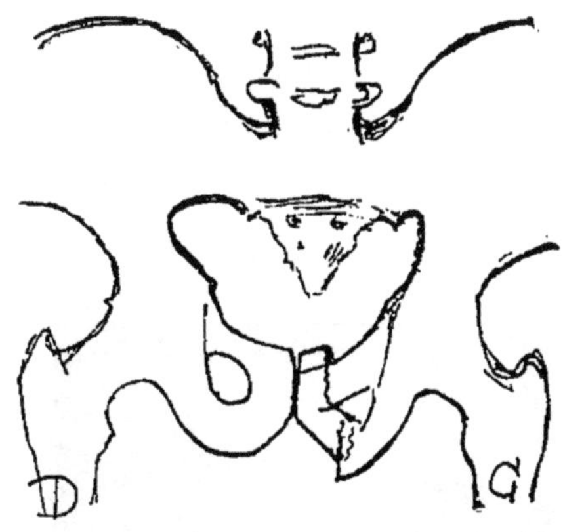

Fig. 61.

Reste trois semaines couché, puis marche avec des béquilles pendant une quinzaine de jours.

Nous lui donnons des soins à partir du 13 décembre.

B... se plaint d'uriner difficilement et de ne pas avoir d'érections.

---

(1) Thèse de Sircoulon.

D'ailleurs il ne souffre de nulle part ; on ne sent aucune déformation du bassin et tous les mouvements sont possibles: il marche librement toute la journée sans avoir besoin d'aide.

La radiographie révèle une fracture du bassin qui porte sur le pubis et l'ischion, à gauche.

Quelques catéthérismes ont rétabli la fonction urinaire. Le blessé est reparti chez lui et a repris son travail (fig. 62).

ACCOMMODATION AUX HERNIES

84

(Rémy).

Mer..., déménageur, 47 ans.

Opéré pour une hernie crurale droite étranglée (hôpital Bichat).

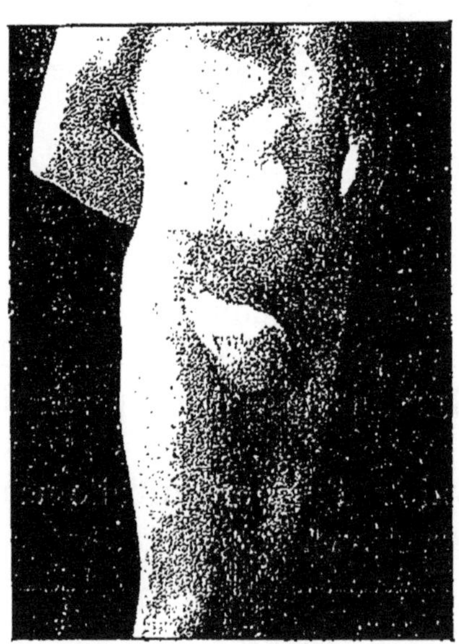

Fig. 63.

Se présente avec une récidive plus volumineuse, grosse comme le poing, faisant une saillie cylindrique au niveau de l'aine.

Cette hernie est réductible et pourrait être maintenue par un bandage.

Depuis l'opération, qui a eu pour seul résultat d'agrandir l'orifice herniaire, M... n'a pas travaillé de sa profession, mais est disposé à le faire. Il s'emploie actuellement comme porteur aux halles. Porte 350 kilos sur le dos! (fig. 63).

CONCLUSIONS

Il est inutile de multiplier les exemples.

Il est certain que l'accommodation existe; le médecin peut même prédire qu'elle se produira en tenant compte des conditions favorables à sa production que j'ai énumérées plus haut.

Mais elle est quelquefois lente à venir ainsi que l'a fort bien fait remarquer Sircoulon. Elle aura quelquefois lieu après les trois ans prévus pour les délais de révision et on pourra dire que la rente attribuée à l'ouvrier n'est plus proportionnelle à l'incapacité. La loi ne peut pas prévoir ces cas extrêmes.

A plus forte raison l'accommodation ne peut-elle pas se produire dans les délais maintenant assez courts du règlement en conciliation. Quand elle n'existe pas, on ne pourra donc pas en tenir compte dans l'évaluation. C'est à tort que j'avais proposé de le faire en raisonnant par probabilité.

Mais le seul fait de savoir qu'il y a des chances d'accommodation mettra en garde le médecin contre un accès de sensiblerie et le maintiendra dans la stricte évaluation des lésions.

Ce qui sera justice.

On éviterait peut-être ainsi des révisions pour cause d'indemnisations exagérées.

§

Du reste les magistrats, dans leurs contacts fréquents avec les blessés, ont appris à connaître les faits sur lesquels nous voulons attirer l'attention.

C'est un cas remarquable d'accommodation que cite M. le Président Duchauffour quand il raconte l'histoire de cet ouvrier qui « appelé en concilia-« tion pour perte d'une phalange, s'étonnait « qu'on le dérangeât, et qu'on lui offrît une « indemnité à raison d'un accident aussi insigni-« fiant. D'anciens accidents l'avaient privé d'une « jambe et de plusieurs doigts. Cet homme était « venu au palais de justice à bicyclette à l'aide « de sa bonne jambe. Il gagnait un franc par « heure chez son patron. Il savait tirer de ses « membres mutilés un meilleur usage que des « ouvriers jouissant de l'intégrité de leurs fonc-« tions. »

CHAPITRE XV

DE L'AGE

DANS SES RAPPORTS AVEC L'ÉVALUATION DES CONSÉ-
QUENCES DES ACCIDENTS DU TRAVAIL.

En faisant des recherches sur les différences qui existent entre les professions ouvrières au point de vue du fonctionnement des diverses parties du corps employées au travail, j'ai eu soin de chercher l'âge moyen de cessation du travail et je l'ai trouvé très variable dans une large limite de 45 à 70 ans.

Ceci m'a engagé à étudier l'influence de l'âge à propos de l'évaluation des incapacités chez les blessés.

Dans une leçon antérieure, j'ai dit que chaque individu apporte en naissant un certain nombre de chances de vie, et qu'il les use plus ou moins rapidement.

Les physiologistes expliquent cette diminution de vitalité par l'amoindrissement de la puissance de reproduction ou parthénogénèse des cellules du corps destinées à sa réparation. L'organisme s'use. On dit couramment: « C'est un homme usé. »

Diverses circonstances peuvent hâter l'évolution de cette usure, mais l'âge en est le facteur le plus régulier. Aussi puis-je dire que l'usure humaine est proportionnelle au nombre des années, qu'elle est un risque dû à l'accomplissement de la vie, comme le risque professionnel est dû à l'exercice de la profession.

Il est évident pour tout le monde que l'âge influence l'évolution des phénomènes pathologiques. C'est un fait signalé dans tous les traités classiques de pathologie aussi bien médicale que chirurgicale, mais l'application des lois ouvrières a surtout contribué à le mettre en évidence dans les questions médico-légales d'expertise.

La jeunesse est un facteur de guérison. Pendant cette période heureuse la réparation des tissus se fait mieux, les os se consolident, les tendons se soudent, les cicatrices s'assouplissent, les nerfs eux-mêmes se régénèrent. L'accommodation du blessé à la mutilation produite par son accident, se fera plus rapidement et plus complètement s'il est jeune.

Sur des hommes vieillis et usés, la réparation se fera plus lentement. Il surviendra des complications du côté des articulations, de la peau, des muscles, ou même du côté des viscères, à l'occasion d'une simple fracture. L'accommodation sera plus difficile, sinon impossible. Il surviendra des terminaisons ou des conséquences inattendues.

Les différentes fonctions d'organes usés restent souvent en équilibre instable et donnent l'apparence de la santé, et il suffit d'un accident léger pour qu'il se produise une véritable catastrophe.

Sans vouloir être complet, je me contenterai, avant de quitter ce sujet, fort intéressant pour le médecin et que je ne veux pas oublier de mettre en lumière, de donner quelques exemples.

Il résulte de mes recherches et de mon expérience sur la suture des nerfs sectionnés, que les chances de succès de l'opération sont proportionnelles à l'âge du blessé.

De dix à vingt ans, succès presque assuré, le nerf se reproduit.

De vingt à trente, les succès sont probables.

Au-dessus de trente ans, ils sont très douteux.

Pour les fractures, l'influence de l'âge n'est pas moins appréciable. La réunion des os est de moitié plus rapide dans la jeunesse (1). Les courbures se redressent et la saillie des os s'émousse. Le retour des fonctions est parfait.

La consolidation ne va plus si rapidement après un certain âge: elle manque, ou il survient des complications.

J'ai fait dans la maison de Nanterre, qui abrite plus de deux mille vieux ouvriers, des recherches sur les suites éloignées des fractures. Entre autres, comme point de comparaison, j'ai pris des fractures de jambe, sans distinction de siège.

Voici le résultat qu'elles m'ont donné au point de vue de l'âge:

Fractures de dix à quarante ans.

16 blessés ont repris le travail.

---

(1) Malgaigne.

6 ont des infirmités.

Cela fait 3 guérisons contre 1 insuccès.

Fractures de quarante à cinquante ans.

3 blessés ont repris le travail.

9 ont des infirmités.

Cela fait 1 guérison contre 4 insuccès.

Fractures de cinquante à soixante ans.

Sur 5 blessés, 1 seul aurait pu reprendre le travail, mais son âge l'a fait repousser.

Donc 1 guérison contre 4 insuccès, mais au total 5 invalides.

Ce tableau est très démonstratif par lui seul. J'y ajouterai les réflexions suivantes. Toutes les fractures qui se sont produites de onze à vingt-cinq ans ont été suivies de guérison excellente qui a permis l'exercice de professions très fatigantes telles que porteur à la halle, charrétier, cocher-livreur, etc.

Pour les ouvriers qui ont repris leur travail après des fractures survenues plus tard, un certain nombre n'ont pas fourni l'épreuve convaincante de la solidité de leur membre ; ils avaient des professions qui ne nécessitent pas d'effort, telles que jardinier, bijoutier, ajusteur, comptable, cordonnier.

Il n'y a qu'une seule exception à la règle dans les cas cités plus haut : un homme de soixante-cinq ans aurait pu reprendre son travail, c'est une rareté chez un ouvrier ; on ne peut l'expliquer que par une résistance vitale particulière à cet individu.

En résumé, la gravité des conséquences des blessures est généralement proportionnelle à l'âge du blessé. L'ouvrier voit ses forces et ses aptitudes diminuer. Il décline et doit abandonner la profession qui le faisait vivre ou accepter des situations secondaires. Il arrive même qu'il doive complètement cesser le travail : il est usé, il est en état d'invalidité.

Cette époque de la vie n'est pas toujours la même exactement; elle dépend certainement de son métier.

Il en est qui usent leur homme prématurément entre quarante-cinq ou cinquante ans; d'autres qui permettent de travailler jusqu'à un âge avancé. On peut dire, en parodiant un mot célèbre : l'ouvrier a l'âge de sa profession.

Cette connaissance de l'âge moyen d'invalidité peut être utilisée, dans l'évaluation des incapacités, lorsque la question est posée de savoir si le blessé pourra reprendre l'exercice d'une profession. Malheureusement elle est encore très insuffisamment connue.

Conclusions.

On peut d'une manière approximative tenir compte de l'aggravation de l'incapacité permanente partielle due à l'âge par l'addition d'un coefficient applicable à partir de 40 ans, basé sur l'état de sénilité. L'augmentation ne devra pas dépasser 5 pour 100 de la perte.

CHAPITRE XVI

L'ÉTAT ANTÉRIEUR DANS L'ÉVALUATION DES CONSÉ-
QUENCES DES ACCIDENTS DU TRAVAIL

La question de l'état antérieur est très importante dans l'évaluation des conséquences des
accidents du travail.

Comme il n'y a pas encore de règles de conduite définitivement adoptées à ce sujet je me
risque à appeler l'attention du lecteur sur les
considérations suivantes :

Sous le nom d'état antérieur, en médecine des
accidents du travail, on désigne non seulement
les altérations pathologiques dues aux maladies
et aux blessures, mais les modifications de struc-
ture ou de vitalité des tissus, modifications héréditaires ou acquises par usure vitale qui sont
qualifiées de prédisposition.

Ce sont donc des conséquences d'une blessure
antérieure ou des maladies existant avant l'accident ou des prédispositions telles que les malfor-
mations ou l'affaiblissement des anneaux herniai-
res.

En raison des différences d'intérêt du patron et
de l'ouvrier, chacun d'eux a une appréciation

différente du rôle que joue l'accident par rapport
à l'état antérieur.

Voici le thème habituel des doléances du patron:
Il n'est pas équitable de me faire supporter à
la fois les conséquences de l'accident et celles
d'une affection préexistante parce que si l'ouvrier
n'avait pas été atteint d'une tare les suites de sa
blessure et par conséquent son incapacité auraient
été beaucoup moins graves.

Puisqu'il s'agit d'une maladie, ajoute-t-il, je
demande qu'on fasse état de la perte qui découle
de son existence et qu'on m'attribue uniquement
ce qui résulte de l'accident. Le risque dont je
suis responsable a été bien limité aux accidents
par la loi de 1898.

Si la blessure ne devait, par elle seule, pas
avoir de suites, bien qu'une maladie antérieure
ait amené des conséquences graves à la suite de
l'accident je demande à être déchargé de toute
responsabilité.

Dans le cas de mutilation antérieure, on ne
peut soutenir équitablement que je doive payer
deux jambes alors que mon ouvrier n'en avait
qu'une, ni deux yeux lorsqu'il était déjà borgne.

Les doléances du côté ouvrier sont les suivantes :
Tout ce qui lui est arrivé dépend de l'accident,
peu importe qu'il soit insignifiant en apparence,
les effets en sont appréciables.

Avant l'accident il était capable de gagner sa
vie. Il offre de prouver par témoins, qu'il était

sain. S'il reconnaît qu'il était malade antérieurement, il objecte qu'il pouvait néanmoins accomplir son labeur habituel aussi bien qu'un valide. Ni le diabète, ni l'alcoolisme, ni l'albuminurie, ni la tuberculose ne l'en empêchaient. Le patron n'ignorait pas sa maladie et du reste il devait se renseigner avant l'embauchage. En particulier lorsqu'il s'agit d'affections spéciales à une profession, en raison de son éducation professionnelle il ne devait pas le méconnaître. C'est ce que j'ai entendu répondre par un ouvrier peintre, atteint de saturnisme, à son employeur qui cherchait à décharger sa responsabilité en excipant de la maladie professionnelle.

Quoique mutilé, déjà manchot, boiteux ou borgne il pouvait toucher un salaire dont le prive la blessure surajoutée et en particulier le borgne frappé de cécité complète ne peut plus rien faire que mendier.

Entre ces raisons les juges ont dû prendre parti et diverses solutions sont intervenues.

SOLUTION N° 1

Le juge accepte la thèse de l'ouvrier.

L'ouvrier travaillait avant l'accident. Quelle est sa capacité par suite de cet événement? on lui doit réparation de la perte qu'il a subie.

Il additionne donc les conséquences de l'état antérieur — maladies, mutilations ou prédispositions — avec celles de l'accident récent, et fait par exemple payer l'incapacité totale au borgne devenu aveugle.

Dans les jugements où est pratiquée cette addition, les attendus à retenir sont :

Que le patron est censé connaître l'état de l'ouvrier qu'il a accepté ;

Et que le salaire qu'il a consenti est la mesure palpable de la valeur industrielle qu'il lui a reconnue.

§

Première objection à la solution n° 1.

Le patron peut-il toujours reconnaître l'état antérieur de son ouvrier ?

Trois conditions différentes peuvent se présenter: l'état antérieur est connu de l'employeur et de l'employé, ou bien il est méconnu des deux, ou enfin il est dissimulé par l'ouvrier.

Dans la première condition l'ouvrier a déclaré lui-même l'affection dont il est atteint ou bien celle-ci est visible et ne peut passer inaperçue. Le patron a tous éléments pour juger de la valeur industrielle ou du moins étant averti il a pu prendre des renseignements, et s'il accepte l'embauchage il doit savoir à quoi il s'expose.

Après avoir engagé un ouvrier taré, et dont il

15

connaît la tare, à un salaire équivalent à celui d'un homme valide, il est en mauvaise posture et paraît dans son tort s'il vient réclamer en cas d'accident. On peut lui objecter qu'il a bien mal défendu ses intérêts et qu'il doit supporter l'aggravation résultant de l'état antérieur dont il se plaint.

*
* *

Dans la deuxième condition l'ouvrier possède une tare sans le savoir, et le patron n'en a pas soupçonné l'existence.

On sait en effet qu'il y a des maladies qui permettent le travail jusqu'à une période très avancée de leur cours et même quelquefois jusqu'à la mort. Certains ouvriers, bien qu'ils aient conservé l'apparence de la meilleure santé et la jouissance de toutes leurs aptitudes professionnelles, sont cependant pourvus d'un état général grave. L'artério-sclérose, les tuberculoses pulmonaire, articulaire, testiculaire, quelques affections du cœur et des gros vaisseaux, des affections ulcéreuses ou cancéreuses de l'estomac et des intestins, des syphilides tertiaires ou héréditaires, le saturnisme, l'alcoolisme ou le diabète, etc... restent souvent inconnus de ceux qui en sont atteints. Aussi ignorants l'un que l'autre de l'existence d'un état anormal, le patron et l'ouvrier ont fait un pacte de bonne foi.

Survient-il un accident qui révèle une de ces

affections méconnues, qui l'aggrave ou en est aggravé, il paraît de prime abord impossible de rejeter la faute sur l'un des deux contractants.

Cependant nous n'hésitons pas à dire que le patron qui succomberait dans un procès de cette nature n'a pas pris toutes les précautions nécessaires. Il lui restait un moyen de connaître l'état antérieur de l'ouvrier qu'il engageait : c'est la visite médicale.

*
* *

L'armée et la marine ont leurs conseils de révision. Beaucoup d'administrations dépendant de l'Etat, nombre d'administrations particulières et beaucoup d'usines exigent l'examen médical préliminaire à l'admission. Il est imposé même aux sténographes de la Chambre des députés dans le Palais qui abrite les défenseurs de toutes les libertés.

Dans les Compagnies de chemins de fer on ne se contente pas d'une visite à l'entrée, mais on y ajoute de nouvelles inspections médicales à chaque changement de situation, ce qui est une mesure de prudence justifiée, car il se fait en quelques années des modifications très appréciables dans le corps humain.

On objecte que cette visite est vexatoire et, que dans certaines professions dont le recrutement a lieu dans la rue, elle est impossible.

Nous répondrons que cette visite, tout en restant utile, pourrait se faire rapidement sans méconténter l'ouvrier et sans nécessiter de locaux spécialement aménagés.

Un médecin, avec un peu d'habitude, fait à première vue beaucoup de diagnostics basés sur le faciès, l'allure et la tournure de ceux qui passent devant ses yeux. Parmi les malades, qui peuvent être ainsi reconnus, je citerai l'alcoolique, le saturnin, l'artério-scléreux, le tuberculeux, le cardiaque, les emphysémateux, les albuminuriques, les diabétiques, les paralytiques, les neurasthéniques et les déséquilibrés du système nerveux.

Les infirmités consécutives à des accidents antérieurs sont encore plus faciles à constater. Les lésions portant sur la face ne peuvent passer inaperçues si l'on se donne la peine de regarder. La démarche révèlera des blessures des membres pelviens et il suffira de prier l'ouvrier de montrer ses deux mains étendues pour juger de l'état des membres thoraciques.

Pour certaines affections telles que le rhumatisme, la blennorrhagie et la syphilis il serait indispensable de poser la question dont on noterait la réponse.

Les hernies seules nécessiteraient un examen plus complet, pour cette raison qu'elles sont souvent ignorées de ceux qui les portent ; mais ce risque quoique fréquent est parmi les moins graves parce que dans les cas habituels il est facile d'en apprécier l'évolution lorsqu'il survient une contestation.

Il suffirait donc de faire défiler les ouvriers

embauchés devant un médecin qui n'arrêterait au passage que les suspects auxquels il croirait prudent de faire subir un examen plus approfondi.

C'est ainsi que cela se passe pour la visite obligatoire des émigrants à destination d'Amérique dans les ports d'embarquement français et l'on parvient à découvrir des affections telles que l'ophtalmie granuleuse et la variole en incubation.

Le patron pourrait donc être renseigné sur l'état antérieur dans beaucoup de cas, s'il le voulait.

On a du reste, à propos des maladies professionnelles, proposé l'établissement d'un livret médical qui serait encore bien plus ennuyeux pour l'ouvrier.

* *

Pour terminer ce qui a trait à la deuxième condition, voici maintenant un point de vue nouveau et tout différent.

La visite à l'embauchage ne peut avoir de valeur que pour une certaine durée et elle n'en a plus aucune si des affections menaçantes en cas d'accidents se développent après l'admission de l'ouvrier. Pour les connaître, imposera-t-on des visites à périodes fixes, c'est alors que cette mesure de protection des intérêts patronaux deviendrait vraiment vexatoire. Elle est inapplicable, pour cette raison, et par suite on peut dire que le patron ne peut pas toujours savoir quel est l'état antérieur de son ouvrier.

* *

Dans la troisième condition de l'État antérieur, non seulement la maladie qui existe n'est pas déclarée par l'ouvrier qui se sait atteint, mais de plus, elle est dissimulée par lui dans ce qu'elle pourrait avoir d'apparent.

Le fait s'observe souvent pour les maladies vénériennes dites secrètes telles que la syphilis et la blennorrhagie que les travailleurs se croient excusables de cacher, mais il n'est pas rare pour d'autres affections qui n'ont pas la mauvaise réputation des précédentes et que l'on n'a aucune honte d'avouer.

Il est évident que le patron n'a pu apprécier la capacité de travail de l'ouvrier qui se présente ainsi, ni prévoir les risques qu'il aurait à courir dans la suite. Il semble juste qu'il ne supporte pas l'augmentation de perte qui surviendrait par suite de l'affection dissimulée et sa responsabilité paraît devoir être atténuée.

S'il n'avait pas été trompé, il n'aurait pas engagé l'ouvrier et ce dernier ne peut soutenir que son patron pouvait s'apercevoir de son état puisqu'il a fait ce qu'il faut pour en faire disparaître les traces révélatrices. A moins d'une visite tout à fait scientifique, le médecin même aurait pu être trompé.

§

Deuxième objection à la solution n° 1.

Le salaire ne peut pas toujours être considéré comme la mesure légale de la valeur industrielle de l'ouvrier.

Tout le monde connaît l'influence que peuvent avoir sur le taux des salaires les craintes de grèves ou les pressions des associations ouvrières. On sait aussi que pour des raisons purement humanitaires, certains patrons ne veulent pas priver de travail et de pain des ouvriers qu'une vie de labeur a rendus dignes d'intérêt.

Au point de vue médical je rappellerai d'abord les causes d'erreur sur la valeur ouvrière que j'ai indiquées plus haut et en particulier celle de dissimulation de certains états antérieurs.

J'ajouterai ensuite : la mesure du salaire peut être justifiée dans quelques cas ; dans beaucoup d'autres elle est injuste. En effet il existe deux choses à envisager dans l'évaluation des ouvriers, d'une part la capacité de travail en général et de l'autre la capacité de travail professionnel.

Dans certaines professions les deux capacités dépendent indissolublement l'une de l'autre et ne peuvent être dissociées, par exemple chez les ouvriers ayant besoin d'un déploiement de forces. Ces travailleurs deviennent incapables de gagner leur salaire habituel quand ils ont certaines tares. Pour eux, la mesure de salaire peut leur être appliquée avec justice.

Mais combien d'autres ouvriers qui sont d'une santé précaire et dont la capacité de travail est par suite affaiblie, remplissent encore leurs emplois d'une manière très satisfaisante. Combien même à cause de leurs aptitudes professionnelles spéciales méritent un salaire élevé.

Si l'application de la loi sur les accidents aboutit à une diminution de salaire ou à une exclusion des ouvriers dont nous venons de parler, le but d'amélioration sociale qui l'a inspirée n'est pas atteint.

Dans les cas où la dissociation des deux formes de capacité générale et professionnelle s'observe, une autre solution s'impose donc.

§

La solution juridique N° 1 qui s'appuie sur ces deux attendus juridiques menacera à la fois l'industrie et la classe ouvrière.

La stricte application des arguments en question pourrait conduire les patrons irrités par les pertes qu'ils subissent, au renvoi et à l'exclusion de tout ouvrier taré ou du moins à la diminution de son salaire.

Par suite, l'industrie verrait diminuer le nombre de ceux parmi lesquels elle peut recruter ses collaborateurs.

D'un autre côté les ouvriers dont la valeur professionnelle n'est pas toujours atteinte par la maladie se verraient frapper d'un ostracisme injuste.

Que deviendraient tous ces réformés de l'industrie ?

SOLUTION N° 2

Le juge, faisant droit aux réclamations patronales dans ce qu'elles peuvent avoir de juste, admet sans réserve l'importance de l'État antérieur dans l'évolution des blessures. Si, dit-il, le traumatisme insignifiant par lui-même est suivi de conséquences graves, en raison d'un état morbide antérieur, il n'y a pas lieu à réparation

Cette solution juridique, rare dans les procès d'accidents du travail à propos des maladies antérieures, a été plus souvent appliquée dans les cas de prédispositions à certaines lésions dont l'origine accidentelle ne pouvait être prouvée avec certitude.

Il nous faut insister sur *l'influence aggravante que la maladie peut avoir sur l'évolution d'une blessure.*

Cette question si importante a été laissée de côté par notre collègue Thoinot dans son remarquable traité des accidents du travail et des affections médicales traumatiques. Il a évidemment limité son sujet à un seul côté de l'influence que peuvent exercer l'un sur l'autre le trauma et les états pathologiques. Car à propos des diabétiques il n'a même pas signalé la disposition à la gangrène qui s'observe chez eux et qui rend si dangereuses leurs plaies les plus légères.

Pour faire ressortir l'importance de faits ainsi

passés sous silence, nous nous contenterons
d'ajouter au diabète cité plus haut une liste de
quelques maladies avec les aggravations qu'elles
peuvent produire et qui sont bien connues des
chirurgiens.

L'*artério-sclérose* amène des troubles trophiques dans les os, les tissus fibreux, les vaisseaux
sanguins et dans divers organes. Elle retarde la
consolidation des fractures, la cicatrisation des
plaies, facilite les hernies et prépare la mort
subite par le cœur, le rein ou le cerveau.

La *syphilis* acquise ou héréditaire détermine des
ulcérations, des plaies et des arrêts de soudure
osseuse.

La *blennorrhagie* est la cause d'arthrites qui
menacent d'ankylose.

L'*alcoolisme* provoque le délirium tremens et les
troubles nerveux.

Le *saturnisme* par ses paralysies, ses encépha-
lopathies et ses néphrites se superpose aux traumatismes.

L'*hystérie* ne saurait être oubliée en raison de
la fréquence des cas où elle transforme des maux
légers en maladie quasi-incurable.

Au point de vue purement scientifique il est
indubitable que les conséquences résultant de
l'état antérieur en particulier chez le diabétique
ou l'alcoolique ont été des plus nuisibles ; il est
non moins clair que les prédispositions congéni-
tales ou acquises ont joué dans certaines hernies
le rôle prépondérant tandis que l'effort qui cons-

titue l'accident a été absolument négligeable.

Le juge a dans ces cas été suggestionné par la disproportion manifeste qui existe entre l'accident et ses effets.

Mais cette solution ne peut être admise sans hésitation que dans un petit nombre d'accidents, car elle révolte l'ouvrier qui s'en tient obstinément à son raisonnement faux, mais logique en apparence : *Post hoc ergo propter hoc.*

Solution N° 3.

La transaction contenue dans la dernière solution n° 3 paraît plus favorable à la conciliation des intérêts en opposition.

Elle vise à faire un partage équitable entre les deux parties en tenant compte de leurs réclamations.

Elle accepte la possibilité d'un état antérieur dont le patron serait déchargé et elle accorde à l'ouvrier réparation de toute aggravation de ce même état antérieur quelle que soit la gravité de l'accident.

Équitable en apparence et en théorie, cette jurisprudence est en pratique très souvent exclusivement favorable à l'ouvrier.

Elle se base sur la possibilité de mesurer le degré d'aggravation d'une maladie dans la période comprise entre l'accident et l'expertise.

Cela ne serait possible que si l'état antérieur était défini au moment de l'action du trauma,

mais le certificat de déclaration est souvent muet
ou vague à son sujet ; il ne peut servir de terme
de comparaison.

§

Première objection à la solution n° 3.

*Le traumatisme et les maladies préexistantes s'in-
fluencent de manière variée.*

« Il réveille les diathèses » suivant l'expression
de Verneuil et l'on voit survenir à nouveau des
manifestations de maladies guéries et renaître des
germes qui semblaient à jamais étouffés. Il débi-
lite l'organisme de plusieurs manières et arrête
les fonctions de certains viscères, etc.

Dans le traité bien connu de Thoinot se trouvent beaucoup de documents sur l'aggravation
d'origine traumatique d'un grand nombre d'affections des viscères pulmonaires, cardiaques et
intestinaux et du système nerveux. Il en a ingé-
nieusement expliqué le mécanisme pour la plupart
d'entre elles et particulièrement pour la tuberculose pulmonaire.

Il n'y a pour ainsi dire pas d'affection morbide
sur l'évolution de laquelle il n'ait pas été prouvé
que le traumatisme ait pu avoir une influence
aggravante.

Mais de ce que le fait s'observe souvent, il ne
faut pas en conclure qu'il se produit toujours ;
car non seulement le traumatisme n'aggrave pas
toujours les maladies, mais encore il peut même

avoir une influence bienfaisante sur leur évolution.

La laparotomie guérit certaines formes de tuberculose péritonéale.

L'épilepsie est améliorée par la trépanation.

La décortication du rein et certaine opération sur le foie arrêtent la sclérose de ces organes.

Les Lyonnais ont préconisé les abcès fixateurs provoqués pour guérir certaines infections.

Des troubles hystériques ont cédé à des opérations légères.

Des troubles mentaux graves, avec idée de suicide ont cédé à une tentative non mortelle de suicide.

Nous rappellerons enfin que les suites des accidents peuvent être aggravées par les maladies préexistantes, voir page 233.

§

Deuxième objection à la solution n° 3.

Difficultés de juger si l'aggravation d'une maladie dépend d'un accident.

Nous n'en prendrons comme exemple que les remarques suivantes faites au sujet de la tuberculose mais qui peuvent s'appliquer à tout autre état antérieur.

A. — *État antérieur latent.* — La tuberculose antérieure latente est presque toujours une tuberculose éteinte. Elle pourra être décelée par une recherche soigneuse des antécédents et une inves-

tigation patiente du sujet (gourme, adénites,
ophtalmies, scrofules, ostéites, bronchites, hémo-
ptysies, pleurésies, fistules anales, etc.)...

S'il en apparaît une manifestation post-trauma-
tique, sa relation avec l'accident devra d'abord
être prouvée; on ne pourra douter de son origine
accidentelle si c'est la plaie même résultant de
l'accident qui s'inocule, mais il y aura matière à
discussion dans toute autre condition.

Alors il faudra envisager la question du réveil
de la diathèse. La distance entre l'organe malade
et le point blessé sera cette fois d'une grande
importance. On admettra par exemple une tuberculose pulmonaire d'origine traumatique si la
violence ayant porté sur le thorax a produit une
fracture à laquelle a succédé une pleurésie puis
enfin la lésion du parenchyme pulmonaire.

Il serait bien plus difficile d'attribuer une tuberculose génitale à un accident ayant porté sur le
bras, mais cependant la distance n'est pas toujours
suffisante pour rejeter la filiation entre la maladie et le trauma, car on sait que la méningite
paraît quelquefois à la suite d'un traumatisme
léger sur un foyer de bacilles très éloigné. C'est
ainsi que des massages intempestifs ont quelquefois libéré le germe qui va loin de son point de
départ créer une colonie dangereuse dans un
organe important.

Le traitement chirurgical lui-même, bien qu'il
soit le plus souvent favorable, a pu être l'occasion
de repullulation du mal à distance.

Dans le cas de tuberculose plus ou moins latente paraissant aggravée après accident, que de causes d'erreurs si l'affection ne se développe pas de suite.

Il a pu se déposer chez le blessé des germes nouveaux dont l'effet se surajoute à ceux dont il était antérieurement infecté et qui n'ont pas été apportés par le trauma.

De ces bacilles les uns viennent de l'habitation même. Les taudis où logent malheureusement trop souvent les ouvriers, les hôpitaux même où ils se réfugient en sont de véritables pépinières.

Les autres sont dus à l'alimentation ou au contact de voisins ou de parents malades.

Dans ces conditions, l'aggravation ne devrait pas être portée uniquement à la charge de l'industrie. Il est vrai que si l'on devait établir toutes les responsabilités, la répartition en serait laborieuse. Le propriétaire de logements insalubres serait menacé en première ligne et le patron qui logeant ses ouvriers n'aurait pas veillé à leur salubrité, serait encore plus fautif.

Mais en admettant même que l'aggravation de tuberculose résulte des fautes d'hygiène sus-indiquées, l'ouvrier est fondé à soutenir que la blessure l'a obligé à rester dans cette habitation et qu'elle a provoqué un retentissement général sur sa santé par diminution d'appétit, impossibilité de jouir d'un air pur, etc. De là est venue une perte de résistance vitale qui a permis les progrès de la maladie. C'est une action détournée mais impossible à nier des blessures sur l'état antérieur.

B. — *État antérieur évident plus ou moins grave.*
— La mesure exacte de l'importance de l'aggravation ne peut dépendre que de la constatation de l'état de l'ouvrier au moment ou peu de temps avant l'accident.

Or, c'est bien rarement que ce constat si important pour la décharge du patron est fait : nous l'avons déjà dit plus haut.

S'il faut s'en rapporter aux déclarations des parents des voisins et du blessé lui-même, il n'y aura aucune certitude possible. Il n'y aurait qu'un certificat de médecin qui puisse avoir de la valeur et entre tous celui du médecin habituel du blessé, Mais n'est-il pas tenu au secret médical dans le cas particulier ?

L'examen du blessé au moment de l'accident par un délégué du patron serait très utile pour fixer cet état morbide et nous avons autrefois préparé un questionnaire destiné à aider le médecin dans la recherche des maladies antérieures les plus importantes.

Mais il peut se faire que le blessé soit hors d'état d'être interrogé ou même refuse de répondre et les renseignements désirables feront encore défaut·

§

Lorsque malgré toutes les causes d'erreur et de discussion, l'affection morbide tuberculeuse ou autre peut être rattachée à l'accident, il se présentera deux cas.

1º Dans les maladies latentes le patron devra se résigner à supporter la responsabilité entière de l'état antérieur et de l'accident additionnés comme dans la solution nº 1.

2º Dans les affections réellement et manifestement préexistantes, la mesure de l'aggravation sera facile s'il existe un certificat relatant l'état maladif au moment de l'accident. Le plus sûr serait la demande d'une expertise médicale au moment d'un accident suspect d'être compliqué par un état antérieur. Le procès-verbal de constat, alors établi, servirait de point de comparaison pour l'avenir.

Il serait indispensable qu'il renfermât une description détaillée de lésions morbides, enfin, il serait désirable que l'étendue du déchet physiologique du malade fût fixée par un chiffre.

Si l'individu sain valait 100, ne pourrait-on pas dire que par suite de la diminution de certaines fonctions pulmonaires ou cardiaques par exemple, il est descendu à 50.

L'avantage de cette solution nº 3 serait donc que le patron pourrait, en prenant ses précautions, continuer à employer des ouvriers déjà malades sans s'exposer à une augmentation excessive de risques et que l'industrie et la classe ouvrière y trouveraient bénéfice.

CHAPITRE XVII

Nous trouvons en première ligne celles qui résultent de l'insuffisance de renseignements sur les fonctions ouvrières nécessitées par chaque profession.

Puis viennent les erreurs très fréquentes dues à la question du salaire.

Il est mauvais que le médecin s'en inquiète, cela ne pourrait que troubler son jugement, parce que la perte en numéraire lui paraîtra tantôt faible, tantôt forte et qu'il pourrait être tenté de modifier son appréciation en en voyant les résultats.

Bien entendu que la question d'évaluation de la valeur de l'indemnité n'est pas du ressort du médecin. Il n'a qu'à dire s'il voit le blessé capable de faire son travail habituel ou sinon dans quelle proportion sa capacité sera diminuée. C'est au tribunal à établir les sommes qui représentent la perte subie de ce fait.

Une dernière cause d'erreur moins fréquente, mais dont les conséquences sont onéreuses, est due à l'oubli du forfait légal. Elle se manifeste par le raisonnement suivant : Le blessé que je viens d'examiner, dit le médecin, perd un quart de sa capacité.

Comme il n'aurait droit qu'à 12,50 0/0, si je lui donnais son quart de 25 0/0, je double et cela fait 50 0/0.

C'est ainsi que la perte d'un tiers est évaluée à 66 0/0 et que la perte de la moitié peut être transformée en incapacité totale.

Le médecin qui hausse ainsi son évaluation pour assurer au blessé une indemnité égale à la perte vraie commet une faute. Il frustre le patron de la diminution de charges que lui accorde la loi. Il fausse l'application de la loi qui a prévu l'indemnité forfaitaire.

Aussi pour bien faire sentir la fausseté du raisonnement indiqué plus haut, croyons-nous utile de reproduire les considérations suivantes sur *la fixation forfaitaire des indemnités prévues par la loi sur les accidents du travail*, tirées du *Traité théorique et pratique de la législation sur les accidents du travail*, de A. Sachet, juge au tribunal civil de Vienne. Paris, 1900, page 12.

Fixation forfaitaire.

« Les rédacteurs de notre loi ont tenu le rai-
« sonnement suivant : sur cinq causes d'acci-
« dents, l'équité et le droit obligent.....
« 1º le patron à réparer intégralement les con-
« séquences de sa propre faute et celles des cas
« fortuits;

« 2° la victime à supporter aussi celles de sa
« faute et celles de la force majeure ;

« 3° et enfin commandent de mettre par égales
« parts à la charge du patron et de l'ouvrier, les
« suites d'accidents dus à une cause inconnue.

« Eh bien, établissons un forfait : décidons que
« tous les accidents, sauf ceux de force majeure
« qui sont étrangers au travail, donneront droit à
« une réparation, non intégrale, mais partielle, et
« que le taux en sera fixé d'avance suivant un
« tarif et proportionnellement au montant du sa-
« laire, de façon à prévenir toute contestation. En
« d'autres termes, *limitons les dommages-intérêts*
« auxquels l'ouvrier a droit en cas d'accident dû
« à la faute du patron ou à un cas fortuit, et *don-*
« *nons-lui en échange le droit à l'allocation d'une*
« *indemnité dans les accidents dus à sa faute*, ainsi
« que dans tous ceux dont la cause reste indéter-
« minée. Telle a été en substance l'œuvre du
« législateur. On y voit une application du risque
« professionnel et du forfait.

« La limitation des dommages-intérêts à verser
« à l'ouvrier a été fixée dans le cas d'incapacités
« permanentes partielles à *la moitié de la valeur*
« de la perte.

TABLE DES MATIERES

TROISIÈME PARTIE

Pertes d'aptitude au travail en général.

QUATRIÈME PARTIE

Causes de variations d'évaluation.

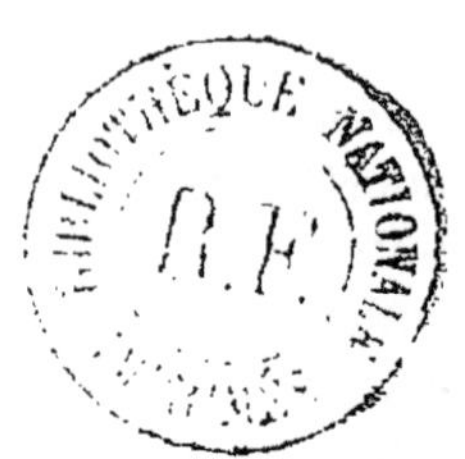

Mayenne, Imprimerie Ch. COLIN